医学课程思政百例

主 编 楼航芳 朱爱松

全国百佳图书出版单位
中国中医药出版社
·北京·

图书在版编目（CIP）数据

医学课程思政百例 / 楼航芳，朱爱松主编 . —北京：
中国中医药出版社，2023.12
ISBN 978-7-5132-8492-9

Ⅰ.①医…　Ⅱ.①楼…　②朱…　Ⅲ.①医学院校—
思想政治教育—教案（教育）—中国　Ⅳ.① G641

中国国家版本馆 CIP 数据核字（2023）第 197366 号

中国中医药出版社出版

北京经济技术开发区科创十三街 31 号院二区 8 号楼
邮政编码　100176
传真　010-64405721
廊坊市佳艺印务有限公司印刷
各地新华书店经销

开本 880×1230　1/32　印张 8.75　字数 186 千字
2023 年 12 月第 1 版　2023 年 12 月第 1 次印刷
书号　ISBN 978 - 7 - 5132 - 8492 - 9

定价 50.00 元
网址　www.cptcm.com

服 务 热 线　010-64405510
购 书 热 线　010-89535836
维 权 打 假　010-64405753

微信服务号　**zgzyycbs**
微商城网址　**https://kdt.im/LIdUGr**
官 方 微 博　**http://e.weibo.com/cptcm**
天猫旗舰店网址　**https://zgzyycbs.tmall.com**

如有印装质量问题请与本社出版部联系（010-64405510）
版权专有　侵权必究

《医学课程思政百例》
编委会

主　编　楼航芳　朱爱松
副主编　方　燕　刘晓谷　张　倩
编　委（以姓氏笔画为序）

王晶晶　印媛君　司鹏飞　刘　珊　刘文洪

刘姝含　许家栋　杜月光　李如辉　杨　琰

吴小明　余　涛　宋　红　宋　歌　宋精梅

张　星　张　博　张天星　陈伟燕　陈晓玲

武　为　苑园园　岳　明　周岳君　饶　芳

袁茂运　顾晶晶　徐小玉　徐岚溪　郭海峰

黄　宏　黄雪莲　缪丽莎　潘小平

前言

2016 年 12 月习近平总书记在全国高校思想政治工作会议上说："高校教师要坚持教育者先受教育，努力成为先进思想文化的传播者、党执政的坚定支持者，更好担起学生健康成长指导者和引路人的责任。"2018 年全国教育大会提出："坚持把立德树人作为根本任务""坚持社会主义办学方向""坚持深化教育改革创新，坚持把服务中华民族伟大复兴作为教育的重要使命"。2021 年，习近平总书记在清华大学考察时说："教师要成为大先生，做学生为学、为事、为人的示范，促进学生成长为全面发展的人。"可见，国家对课程思政建设的指导思想越来越清晰，目标越来越具体。

医学教育是国家卫生事业发展的重要基石。2020 年，国务院办公厅印发《关于加快医学教育创新发展的指导意见》，对医学教育提出了"培养医德高尚、医术精湛的人民健康守护者"的要求。医学生是医学事业的未来，加强对医学生的思想政治教育，培养德才兼备的医学人才，是国家医药卫生事业与人民健康事业发展的要求，更是健康中国建设的要求。医学基础教育是医学教育的开端，临床医学等专业主要包括人体解剖学、组织学与胚胎学、生理学、生物化学、分子生物学、病理学、病理生理学、药理学、病原生物学和免疫学等 10 多门主干课程，中医学等专业还包括中医基础理论、中医诊断学、中药学、方剂学、内经选读、伤寒论选读、金匮要略、温病学等中医基础和经典课程。这些课程历时近 3 年，是医学生人生观、世界观和价值观形成的关键期。在此阶段，医学生如能接受正能量的医学人文教育，树立敬业务实、严谨求精、共情负责、德术双馨的准则，有助于为他们树立正确的人生观、价值观、世界观打下坚实的基础，能在着重培养医德、医术相结合的同时，从本质上深化素质教育。

我们在教学中发现，各医学课程在实施思政育人时，课程的思政育人目标不聚焦、不同课程间思政教育内容重复度高、思政案例的切入点与课程特征不契合等问题普遍存在。为了让医学教育者能进一步了解思政案例背后的育人元素并知晓其思政点与专业教育之间的契合关系，更好地在医学教学中开展如盐入水的显性教育与隐性教育的融合，我们进行了医学基础教育课程思政案例的整体编写，聚焦时代背景、医学教育特征和学科特色，围绕国家政策及社会主流方向的人与事、学科发展历程及改革创新方面的人与事、教学内容中蕴含的哲学思想与育人元素、身边及社会时事热点的人与事，以及中华优秀传统文化等方面进行了思政案例发掘，剔除重复案例，精炼育人元素，体现思政切入点，共编写了思政案例 100 例。本书的编写过程得到了各学科多位老师的指点与帮助，尽管全体编者团结协作、竭尽所能，但书中难免存在疏漏之处，望各位读者提出宝贵意见，以便再版时修订提高。

《医学课程思政百例》编委会
2023 年秋

目 录

CONTENTS

案例 1　托名黄帝——《黄帝内经》 ………… 1

案例 2　守正创新——张锡纯 ………… 3

案例 3　文化地理——异法方宜论 ………… 6

案例 4　牢记"庸医误人"——裴一中 ………… 9

案例 5　厚德载物——阴阳学说 ………… 11

案例 6　虢太子尸厥 ………… 13

案例 7　望眉断病 ………… 16

案例 8　食疗葱豉——葛洪 ………… 19

案例 9　脾胃国手李振华 ………… 22

案例 10　强身抗疫八段锦 ………… 25

案例 11　大医精诚孙思邈 ………… 27

案例 12　妙手仁心裘笑梅 ………… 30

案例 13　杏林春暖董奉 ………… 33

案例 14　宅仁医会徐春甫 ………… 35

案例 15　不失人情李中梓 ………… 37

案例 16　三子养亲韩天爵 ………… 39

案例 17　安宫牛黄丸 ………… 42

案例 18　白虎汤 ………… 45

案例 19	甘温除热李东垣	49
案例 20	银翘散	52
案例 21	理中丸案杨吉老	57
案例 22	治学严谨王清任	60
案例 23	神农尝百草	63
案例 24	四逆抗疫冉雪峰	67
案例 25	"精""诚"大医	69
案例 26	现身演绎医患情	72
案例 27	甲骨文	74
案例 28	璀璨医著	76
案例 29	孝子知医朱丹溪	79
案例 30	事必躬亲李时珍	81
案例 31	创新名家刘完素	83
案例 32	发明归经张元素	85
案例 33	左右归丸张介宾	87
案例 34	勇于创新叶天士	89
案例 35	辨伪	91
案例 36	大医巧思	93
案例 37	辑佚	95
案例 38	典藏	97
案例 39	校勘	99
案例 40	《黄帝内经》中的骨科	101
案例 41	治未病	103
案例 42	麻沸神方	105
案例 43	少林秘笈珍玉散	107

案例 44	仙授秘方蔺道人	109
案例 45	医学圣手张仲景	112
案例 46	最美逆行吴又可	115
案例 47	清肺排毒汤	118
案例 48	经典中的煎煮法	121
案例 49	千年光辉抗疫史	124
案例 50	紫雪丹	127
案例 51	诺贝尔奖与嗅觉机制的发现	130
案例 52	科学史上最著名的失忆者	132
案例 53	试管婴儿的对与错	135
案例 54	中国肝胆外科之父吴孟超	138
案例 55	一辈子研究一颗"心"	141
案例 56	医学伉俪的"重逢"	144
案例 57	CT 的诞生，医学影像诊断学的一次技术飞跃	146
案例 58	默默无闻但永不退缩的"影像人"	149
案例 59	裘法祖躬身科研、献身外科的一生	151
案例 60	第一个由免疫疗法治愈的肿瘤病人	153
案例 61	显微镜的发明	155
案例 62	胰岛素的发现	158
案例 63	亲手将导管插向自己心脏的"科学狂人"	160
案例 64	一生倾情青蒿素	164
案例 65	致敬无语良师——施顺清将遗体捐献给自己学生做解剖	168
案例 66	万艾可的发明——一次研究的"意外"	171
案例 67	亨利·诺尔曼·白求恩的中国医学情结	173

案例 68　医学之父希波克拉底 ……………………… 176

案例 69　安德烈·维萨里——近代人体解剖学创始人 …… 179

案例 70　卡哈尔与他的神经元学说 …………………… 181

案例 71　贝尔纳的内环境理论和坎农的稳态概念 ……… 183

案例 72　巴鲁克·塞缪尔·布隆博格——乙肝澳抗发现者

　　　　　………………………………………………… 186

案例 73　促胰液素的发现 ……………………………… 189

案例 74　斯佩里和裂脑人 ……………………………… 192

案例 75　中国生理学的奠基人林可胜 ………………… 194

案例 76　人工耳蜗 ……………………………………… 196

案例 77　肾移植发展史 ………………………………… 199

案例 78　血型之惑 ……………………………………… 202

案例 79　膜片钳技术 …………………………………… 204

案例 80　宋慈与《洗冤集录》 ………………………… 206

案例 81　伟大的病理学家陆献瑜 ……………………… 209

案例 82　食管拉网法的发明 …………………………… 212

案例 83　糖丸爷爷顾方舟 ……………………………… 215

案例 84　传奇药物阿司匹林的前世今生 ……………… 218

案例 85　南粤楷模车小燕 ……………………………… 221

案例 86　在患者面前，我永远是一个小学生 ………… 223

案例 87　最强大的基因编辑工具 ……………………… 225

案例 88　勇攀科学高峰——人工合成牛胰岛素 ……… 228

案例 89　千年红曲，今焕新颜 ………………………… 232

案例 90　维生素 A 的中国故事 ………………………… 236

案例 91　中国生物化学之父——吴宪 ………………… 239

案例 92 一场因奶粉引起的灾难 …………………… 242

案例 93 人类基因组"中国卷" …………………… 244

案例 94 克雷布斯与三羧酸循环 …………………… 247

案例 95 疫苗犹豫，传染性疾病防治之碍 ………… 250

案例 96 毛江森与甲肝疫苗 …………………… 252

案例 97 白喉与免疫治疗 …………………… 255

案例 98 人痘到牛痘的变革 …………………… 258

案例 99 科技赋能医疗发展 …………………… 260

案例 100 噬菌体：抗生素耐药时代的新策略 ………… 263

案例1 托名黄帝——《黄帝内经》

[课程名称] 内经选读

[案例叙述]

每年农历三月初三，在河南新郑都会举行盛大的黄帝祭祀大典，来自世界各地的华人齐聚，赞颂黄帝对中华民族的伟大功绩。

以"黄帝"命名的古籍很多，除了中医学的至高经典《黄帝内经》，还有《黄帝阴符经》《黄帝四经》《黄帝明堂经》《黄帝蛤蟆经》等，为什么不同门类的典籍都要托名黄帝？黄帝为什么是华夏民族的人文始祖？司马迁的《史记》为什么以黄帝为开端？

《史记·五帝本纪》中记载：轩辕之时，神农氏世衰。诸侯相侵伐，暴虐百姓，而神农氏弗能征。于是轩辕乃习用干戈，以征不享，诸侯咸来宾从。黄帝经过多年的征战，平定了天下，制定了新的秩序，以博大的胸怀和高超的智慧，改神农时代诸侯之间的相互割裂竞争为融合互通，第一次出现了多部族融合的共同体，推动了时代的发展，为中华民族的形成奠定了根基。黄帝举荐各部族的优秀人才，促进文明成果的交融，让华夏民族走进了"文明"的时代。从黄帝时代开始，华夏大地的上所有人穿上了布帛衣裳，住进了房舍，端起了陶土餐具，吃上了自己收获的粮食。

在这样大融合的背景下，各部族的医学经验也得到了一次

医学课程思政百例

充分的交融，如《史记索隐》所言："俞附、雷公、巫桐君处方，岐伯论经脉"，本草、砭石、导引、针刺、灸熨等来自四面八方的治病技术汇合在了一起，出现了中医学的雏形。经过千百年的演化，中医学得到充分发展，其所蕴含的优秀传统文化，尤其是包容、共和的精神始终流淌在华夏民族的血脉中。中国人"中""和"的智慧破土而出，为全人类的文明增添了正义力量。

[思政元素]

追慕人文始祖，增强民族自信；聚力伟大复兴，增强文化自信。

[思政切入点]

1. 追慕人文始祖，增强民族自信。此案例中，让学生们了解上古史，增进对华夏民族起源的了解，感悟先民的智慧，增强民族自信，发扬华夏民族兼收并蓄的胸怀，在重温灿烂历史中汲取面向现实的智慧。

2. 聚力伟大复兴，增强文化自信。学生们了解黄帝心怀天下、泽被天下的功绩，以及上古的生产技术史，增强文化自信。

案例 2 守正创新——张锡纯

［课程名称］ 内经选读

［案例叙述］

张锡纯，字寿甫，河北省盐山县人，中西医汇通学派的代表人物之一，是近现代中国中医学界的泰斗。继承传统经典的同时，他擅长结合西医的理论和临床经验，师古而不泥于古，创制出大量的中医名方，提出了诸多的中医学理论，影响深远，其中阐述的"大气"理论就是一个很好的例证。

《黄帝内经》首创"大气"之名，关于《黄帝内经》中"宗气""大气"的理解，历代医家各有见解。张锡纯以《黄帝内经》为源，在《金匮要略》《医门法律》的基础上，结合自己长期的临床实践经验，创造性、系统性地阐释了"胸中大气"和"胸中大气下陷说"。他先沿用了喻嘉言创立的胸中大气一词，舍弃其胸中大气为阳气的说法，首次明确指出胸中大气就是胸中宗气。这也符合《黄帝内经》之原旨，曰"至大气即宗气者"，既尝深考《素问·平人气象论》曰："胃之大络，名曰虚里……出于左乳下，其动应衣，脉宗气也。"按虚里之络，即胃输水谷之气于胸中，以养大气之道路。而其贯膈络肺之余，又出于左乳下为动脉。是此动脉，当为大气之余波。而曰宗气者，是宗气即大气，为其为生命之宗主，故又尊之曰宗气。其络所以名虚里者，因其贯膈络肺游行于胸中空虚之处也。

医学课程思政百例

张锡纯提出的"大气下陷"理论及创制的相关方剂对后世临床有着重要的指导意义，比如升陷汤用于治疗危急重症就有验案举例。当时一位患者张某，年十八九岁，因患病数年不能痊愈而前来求治，张锡纯在了解其夜晚失眠、饮食减少、四肢乏力、常常感觉胸口气短等症状后，诊脉发现其关脉前微弱无力，于是判断乃胸中大气下陷所致，处以升陷汤治疗，又在方中加了酸枣仁、龙眼肉各四钱以养心安神治疗失眠，最终"数剂痊愈"，治好了数年顽疾。

现代临床报道及动物实验表明，升陷汤还可应用于呼吸系统、循环系统、神经内分泌系统、消化系统、泌尿生殖系统等人体各系统的慢性疾病，如慢性疲劳综合征、咳喘、自发性气胸、肺动脉高压、肺间质纤维化、慢性阻塞性肺疾病、阻塞性睡眠呼吸暂停低通气综合征、冠心病、心绞痛、慢性心衰、病毒性心肌炎、心律失常、肺癌、食管癌、贲门癌、低血压、低血糖、糖尿病、重症肌无力等，临床应用广泛，多有奇效。

[思政元素]

开拓创新，敢为人先；大医精诚，泽被苍生。

[思政切入点]

1. 开拓创新，敢为人先。张锡纯在师法经典的同时，不盲目相信古人，经过大量观察和实践，提出了对大气理论的独到见解，创立方剂以佐证。此案例引导学生们在继承中医理论的同时，更要有开拓创新之心，敢为人先。

2. 大医精诚，泽被苍生。案例中张锡纯为了减少病患的痛苦，并不将秘方深藏，而是无私地将自己的理论和所创方剂登报宣传，使无数患者因此受益，堪称大医。这给吾辈学生们建立了大医精诚之榜样，教导学生们要有大爱、大仁。

案例 3 文化地理——异法方宜论

[课程名称] 内经选读

[案例叙述]

钱穆先生认为：各地文化精神之不同，究其根源，最先还是由于自然环境之分别而影响其生活方式，再由生活方式影响人文精神。

世界文化的不同，其本源首先在于自然地理环境的不同，不同的地理环境决定了不同的生活方式，进而决定了不同的文化精神。20世纪初，德国地理学家施吕特尔首先提出"文化地理学"。其实，早在两千多年前，中医药学发展历程中就已经有了文化地理的概念，并将三因制宜原则用于疾病的治疗。

《素问·异法方宜论》篇名中的所谓"异法"是指不同的治疗手段，而"方宜"即地区方域各有所宜，不同的地理环境各有其相适宜的治疗手段。本篇主要讨论了中国大地上东南西北中五个不同的地理单元产生的与之相适应的不同治疗手段，故名《异法方宜论》。

《黄帝内经》非常重视人与自然的和谐相处，其中不乏对地理环境的详述。比如《素问·阴阳应象大论》说："阴阳者，天地之道也。"《素问·气交变大论》要求医生要做到"上知天文，下知地理，中知人事"等。那么，医生为何需要深究"地理"呢？从黄帝与岐伯的对话可知。黄帝问："医之治病也……治各不同，皆愈，何也？"岐伯曰："地势使然也。"

可见，不同的地理环境孕育不同的医药文化。就"东方之域"而言，其环境特点为"鱼盐之地，海滨傍水"，生活方式为"食鱼而嗜咸，皆安其处，美其食"，因此，民众易得"痈疡"，为适应这种需要，就发明创造出了"砭石"这一治疗手段、工具，所以说"故砭石者，亦从东方来"；就"西方"而言，其环境特点为"金玉之域，沙石之处，天地之所收引也""多风""水土刚强"，人们的生活方式为"陵居""不衣而褐（动物毛皮）荐（草席）""华食而脂肥（酥酪）"，因此，民众多"病生于内"，本草药物成为治疗体内疾病适宜的治疗手段，"其治宜毒药"，所以说"故毒药者，亦从西方来"；就"北方"而言，其环境特点为"天地所闭藏之域也，其地高陵居，风寒冰冽"，生活方式为"野处而乳食"，因此，民众多"脏寒生满病"，"其治宜灸焫"即为适应民众的需要，"灸焫（焚烧）"成为最适宜的治疗手段，所以说"故灸焫者，亦从北方来"；就"南方"而言，其环境特点为"天地所长养，阳之所盛处也，其地下，水土弱，雾露之所聚也"，生活方式为"嗜酸而食胕"，因此，民众多病"挛痹"，"其治宜微针"，为适应这种需要，就创造出了银针这一治疗手段，所以说"故九针者，亦从南方来"；就"中央"而言，其环境特点为"地平以湿"，生活方式为"食杂而不劳"，因此，民众病多"痿厥寒热"，"其治宜导引按跷"，即为适应这种需要，就创造出了导引按跷这一治疗手段，所以说"故导引按跷者，亦从中央出也"。

《素问·异法方宜论》是一篇闪烁着文化地理学思想光芒的伟大文献，其中诸多观点的产生比西方的文化地理学要早两千多

医学课程思政百例

年，却鲜为人知。正如罗伯特·坦普尔所说，尽管"'近代世界'赖以建立的种种基本发明和发现，可能有一半以上源于中国……然而却鲜为人知"。在中华民族伟大复兴的进程中，我们应当在继承发扬和传播中国传统优秀文化中重拾文化自信。

[**思政元素**]

文化自信，博大精深。

[**思政切入点**]

文化自信，博大精深。世界文化发展的前沿日益呈现出与中国古代文化合流的趋势，向中国传统文化学习将引领世界文化走向光明的未来。此案例引导学生们要有中国文化自信，对学习中医要有锲而不舍的探究精神。

案例 4　牢记"庸医误人"——裴一中

[课程名称]　中医基础理论

[案例叙述]

明末医家裴一中，字兆期，号复庵居士，海宁（今属浙江）人。颇有家传，数代为医，熟谙《灵枢》《素问》及诸家论著，精医术。他曾在《裴子言医》卷二中提及：医有上工、中工、下工。上工者，良工；中工者，庸工；下工者，谬工。他认为：谬工之杀人，杀人而见其迹者也，见其迹则人所易知而易远，其为天下之害少；庸工之杀人，杀人而不见其迹者也，不见其迹，则人所易忽而易近，其为天下之害多。这就是说，下工因治疗失误而导致患者死亡，行迹明显，容易被人察觉，人们就会敬而远之，这样他能造成的危害容易得到控制。但医术平庸的中工，治疗效果不明显，人们往往察觉不到，容易忽视他所造成的危害而继续信任他，结果中工总是在不停地医治患者，他们所造成的危害也远远多于下工。可见医家的"中工"害人最甚，故有"庸医害人"之说。

[思政元素]

大医精诚，泽被苍生。

[思政切入点]

大医精诚，泽被苍生。这段文字深刻剖析了医术不精带来的危害，教导学生们行医必须精进医术，努力成为"上工"，不仅应当避免出现错谬，更应警惕成为平庸之"中工"。裴一中作为一位医者，胸怀患者、胸怀天下的格局和气度，是学生们学习的榜样。

案例5　厚德载物——阴阳学说

[课程名称]　中医基础理论

[案例叙述]

阴阳学说是中医学哲学基础的重要部分，它不仅适用于中医学认识人体的结构、功能、病因、病机，还适用于认知整个世界。恰如《素问·阴阳应象大论》所言："阴阳者，天地之道也，万物之纲纪，变化之父母，生杀之本始。"正因阴阳之博大，古人才有"若能了达阴阳理，天地都来一掌中"的感慨。

阴阳律是外部世界的规律，也是人生的规律，掌握阴阳律，就掌握了人生的指南针。《周易》在乾卦和坤卦的《象》辞中有言："天行健，君子以自强不息""地势坤，君子以厚德载物"。古圣先贤把自强不息和厚德载物作为君子的两种根本品德，一阴一阳。自强不息是一种积极向上，奋勇争先的精神；厚德载物是一种包容大度，承载持重的精神。前者象天，天上日月星辰，运转不息；后者象地，地上山川河流，皆有所处。人体阴阳平衡，则能保持健康。人能把握自强不息和厚德载物这两种精神，就能面对人生的起起伏伏。人生难免有低谷，能带人走出低谷的唯有一种自强不息的阳性精神；人生也有高光时刻，在高光时刻尤其需要恪守己德，不可飘忽，保有一种厚德载物的阴性精神。健康的身体需要阳气和阴精，健全的人格需要自强不息和厚德载物。

阴阳不是虚无的大道，它是实用性很强的哲学思维，帮我

-11-

们思考清楚很多问题。比如民主与集中。民主可以发现群众的智慧，集中可以体现决策者的魄力；只民主不集中，会增加集体的内耗，错失决策的良机；只集中不民主，会减低集体的智慧，做出不全面的决策。民主和集中并举就是一种阴阳和平的智慧。古人有"执两用中""极高明而道中庸"的总结，也是阴阳智慧的一种表达。我们国家采用民主集中制，是中华民族几千年深厚智慧的体现。

[思政元素]

思考完善人格，增进制度认同。

[思政切入点]

1. 思考完善人格。阴阳在精神方面体现为自强不息和厚德载物两种精神。通过本设计让学生能深入思考这两种精神品质，完善自身人格。

2. 增进制度认同。阴阳还体现于生活的方方面面，国家的制度、国家的发展都体现了阴阳的智慧，通过讲解让学生增进对制度的认同，加强制度自信。

案例 6　虢太子尸厥

[课程名称] 中医诊断学

[案例叙述]

《扁鹊仓公列传》是《史记》列传中的第四十五篇，记载了扁鹊使虢太子"起死回生"的故事。

一次扁鹊带着几个学生路过虢国，他们听到大街小巷都在传虢国的太子死了。扁鹊不了解实情，便边走边问。

当走到王宫门前时，刚好遇到一个中庶子（中庶子是王宫的侍卫大臣，是国王身边的人），扁鹊问道："虢太子是怎么死的？"中庶子说："太子的病是血气运行错乱，没有规律，突然出现体表症状，同时伴有内脏损害。人体的正气不能制止邪气，邪气蓄积而不能疏泄，导致阳脉缓慢，阴脉急促，突然昏倒而死。"

扁鹊根据自己的经验，觉得太子不一定是真死，便问道："他是什么时候死的？"中庶子回答："从鸡鸣到现在。"扁鹊又问："收殓了吗？"中庶子回答说："还没有，他死还不到半天呢。"

扁鹊听后，很郑重地对中庶子说："请禀告你们的国君，我是齐国渤海的秦越人，以行医为业，未曾拜见过贵国大王，也没有给大王效过力，请你立即禀报大王，就说我想再诊一诊太子的病，或许能使太子复活！"

中庶子知道秦越人很有名望，但不相信他能把死去的人救活，认为扁鹊在说大话，不以为然地说道："先生该不是胡说吧？

-13-

医学课程思政百例

太子已死，怎么可能复活呢！俞跗可以顺着五脏的腧穴，割开皮肤，剖开肌肉，疏通经脉，结扎筋腱，按治脑髓，触动膏肓，疏理横膈膜，清洗肠胃，洗涤五脏，修炼精气，改变神情气色。先生的医术如能像俞跗那样高明，那太子才能再生，不能做到如此，就别用这样的话欺骗刚会笑的孩子了。"

扁鹊尽管对中庶子的话很反感，但并没有着急，只是感慨地说道："您说的那些治疗方法，就像从竹管中看天，从缝隙中看花纹一样小而不全。我行医多年，像太子这样的病人常有见到。只要知道体表的病，就能推断内脏的病；只要知道疾病内在的原因就能推知外在的表现。决断病情的方法很多，不能只停留在一个角度看问题。你如果认为我说的不真实，你现在就进宫去看看太子，你会看到他耳朵应该还有听觉，鼻翼可能还在微微张动，顺着他的两条腿往上摸，还会感觉温热没有消失。"

中庶子听扁鹊说得这么有把握，不禁惊呆了，他赶紧进宫，把扁鹊的话禀告国君。国君又惊又喜，立即传令请扁鹊进宫。

扁鹊根据大家谈论的病情，断定太子并没有死，他说："我认为太子的病是'尸厥（假死，类似休克）'，此刻他正处于昏迷状态，手脚冰凉，脉搏微弱，乍看就像死了一样，其实并没有死。懂得五脏六腑道理的就可以治好这个病。"

国君听了大为折服，马上请扁鹊进入太子的房间治病。扁鹊来到太子面前，仔细观察太子的气色，给他切了脉，然后，又解开太子的衣带，摸了摸太子的胸口。叫弟子子阳磨好针具，然后在太子头顶中央凹陷处的百会穴位上扎了针。过了一会儿，太子果然苏醒了。扁鹊又赶忙调和了两种药，让弟子子豹用它在太子腋下熨烫，经过这样的治疗，太子终于完全清醒了，居然能坐起

-14-

来了。扁鹊又留下药，要太子按时服药，二十多天以后，太子的身体完全恢复健康。

扁鹊使太子起死回生的消息迅速传开，人们奔走相告，见到扁鹊的人都对他赞不绝口。扁鹊只是笑笑，说："我秦越人并没有起死回生的本领，太子本来得的就不是死症，他是可以活下去的，我只不过帮助他重新坐起来而已。"

[思政元素]

大医精诚，泽被苍生；严谨求实，诚实守信。

[思政切入点]

1.大医精诚，泽被苍生。治疗虢太子的病例，全面展示了扁鹊的高超医术，望、闻、问、切，在治疗虢国太子的过程中展示得淋漓尽致。"望"，走到太子身边近距离观察；"闻"，走近后自然得知太子的气味；"问"，问中庶子、问路人，了解太子的病情；"切"，是诊断太子病情的重要环节。扁鹊之后，中医确立了望、闻、问、切的诊断方法。扁鹊在此基础上综合分析，对症下药，药到病除，使太子起死回生。以此案例，引导学生学习中医要勤奋刻苦，才能救人于水火之中。

2.严谨求实，诚实守信。扁鹊谦虚谨慎，从不居功自傲。如他治好虢太子的尸厥症后，虢君十分感激，大家也都称赞他有起死回生之术，扁鹊却实事求是地说，这是患者并没有死，我只不过能使他重病消除，回复他原来的状态而已，并没有"起死回生"的本领。

-15-

案例7 望眉断病

[课程名称] 中医诊断学

[案例叙述]

张仲景的医术高超,《针灸甲乙经·皇甫序》中载有他通过望诊给建安七子中的王粲诊病、判断预后的一段轶事,刻画了一个诊察入微、坚定自信又直言不讳的仁心医者。

仲景见侍中王仲宣,时年二十余。谓曰:"君有病,四十当眉落,眉落半年而死。令含服五石汤可免。"仲宣嫌其言忤,受汤勿服。居三日,仲景见仲宣谓曰:"服汤否?"仲宣曰:"已服。"仲景曰:"色候固非服汤之诊,君何轻命也!"仲宣犹不信。后二十年果眉落,后一百八十七日而死,终如其言。

这个故事是说,张仲景见到当时著名的"建安七子"之一的王粲。王粲虽然当时年仅20多岁,但已是著名的诗人,在"建安七子"中成就最高。善于察颜和观色的张仲景从王粲的脸色看出了一些迹象,认为王粲将有大病临身。于是他诚恳地对王粲说:"你身体有病已经很长时间了,须服五石汤才能治好,如若不医治,到你40岁时,眉毛会脱落,半年后会有生命危险。"

王粲听后嫌他说话不中听,并不想吃药。但出于礼貌,他还是将张仲景为自己开的五石汤药方装在了口袋。三天后,张仲景又见到了王粲:"我给你开的五石汤,你服了吗?"王粲说已经服了。张仲景摇了摇头说:"从气色上看,并不是服过药物的样子。

您为什么不重视自己的生命呢！"王粲仍不相信张仲景的话。

岁月如梭，一晃二十年过去了，此时正是王粲先后写出《七哀诗》《登楼赋》等脍炙人口的佳作之时。但此时他果然眉毛全部脱落，一百八十七天后，王粲如张仲景所言那样最终不治身亡。中医"望眉断病"的典故即来源于此。

[思政元素]

大医精诚，坚定自信。

[思政切入点]

大医精诚，坚定自信。中医的最高境界就是"治未病"。"治未病"不仅可以在疾病尚未发生时发现苗头，还能提前消除疾病。"治未病"的依据便是"司外揣内"和"见微知著"，即通过人体外部的细微变化诊断出人体内部的疾病。

张仲景通过对王粲的面部进行局部望诊，看到了典型的表现，结合当时的流行病情况才得出的诊断，不仅得出后面将眉落而死的推论，还根据病情给出了针对性的诊疗意见。这体现了张仲景高超的医术，细致入微的观察和缜密的推理诊断，他在王粲不肯相信的时候仍然坚定自己的医学判断，坚定自信。张仲景毫不吝啬地告知王粲病情，指导他如何防治疾病。这体现了张仲景的医者仁心，大医精诚。此案例教育学生们要有高尚的医德品质，关心、爱护身边的人，也要提高自己的医学修养。

而王粲"嫌其言忤"后不信医到最后丧失生命的过程，也体现当今医疗界共同面对的一个难题：患者不信任医生，很多医患冲突是由"不信任"所导致的。在医患冲突的化解上，有时需要

-17-

医生承担更大的责任，医生与患者的沟通要讲究方式、技巧。因此，学生在日常生活中要修身养性，提高沟通技巧，增强患者的认同感。

案例 8 食疗葱豉——葛洪

[课程名称] 中医诊断学

[案例叙述]

葛洪，字稚川，号抱朴子，东晋丹阳句容人，是一位有名的医学家、道教学者、著名炼丹家，世人都称他为"小仙翁"。他是扶危济困的一代大医，是李白诗中的神仙，也是苏轼心中的老师，他被英国的李约瑟教授称为最伟大的博物学家，一个时代大变局中的求索者，他的著作影响了很多人。中国科学家屠呦呦便是受葛洪的著作《肘后备急方》启发，发现青蒿素从而于2015年获得诺贝尔生理学或医学奖。

葛洪出生在一个没落贵族家庭，祖父和父亲都曾为官。在他13岁那年，父亲病亡，家道中落，家境逐渐贫困。葛洪从小就喜好读书，因家中失火多次导致收藏的经典著作被焚毁，于是，他就背着书箱不远千里去借书看，并靠卖木柴赚钱买纸抄书。葛洪熟读儒家《孝经》《论语》，他广泛阅读经书、史书及杂文，还学习了"望气""卜卦""神仙导养之法"之类，经过长期的刻苦自学，终于成为一个学识渊博的人。

葛洪16岁时拜郑隐为师，跟着郑隐学习骑术和射术，他勤学苦练，逐渐习得精准剑法，学成后他回到家乡，抵御敌寇，凭借过人的头脑、高强的武艺，立下赫赫战功，被加封为伏波将军。

医学课程思政百例

战后葛洪虽脱下战袍，但他始终记得郑隐的教诲"人生的目标不应局限在功名，而要追求生命的真理"，于是，他穿上道服，像老师郑隐一样，踏上探索生命的大道。若要求道，要先用医术来济世渡人。他怀着理想抱负，很快在医学方面获得了突飞猛进的进展。当时医药知识匮乏，对普通百姓而言，药物昂贵且难以取得，葛洪在从医过程中，特别注重结合百姓的日常饮食，寻找一些方便、低廉的草药。

一日，葛洪行至一家农户，想去喝喝水、歇歇脚，却听见屋内喷嚏声不断，得知农妇的丈夫病了。葛洪来到病床前，仔细观察询问农夫的病情，通过观察有喷嚏声重、咳嗽等，葛洪很快对患者的病情了然于胸，判断其外感了寒邪，他让农妇把家里灶台上放着的葱白、豆豉拿出来按量煎煮，煎煮后取汤汁给她丈夫饮用。农夫喝过汤汁后不久，身上就有汗出，人也逐渐好转。这就是葛洪发明的葱豉汤，葱和豆豉都发挥了通阳发汗的功效。葱豉汤流传至今一直被广泛运用，这种化平凡为神奇的食疗思想，在今天的中国民间仍然被重视和传承。

[思政元素]

大爱无言，感恩良师；敢于实践，心系百姓。

[思政切入点]

1. 大爱无言，感恩良师。葛洪在 16 岁的时候拜郑隐为师，在恩师的指导和思想引领下，探索生命的大道，用医术救人民于疾苦。他深知百姓疾苦，用药简便廉验，深受民众喜爱。此案例向学生们展示了名医在求学路上，遇良师、存大爱的过程。

-20-

2.敢于实践，心系百姓。葛洪在从医过程中，特别注重结合百姓的日常饮食，寻找一些方便、低廉的草药。通过葱豉汤的食疗案例，给学生们树立了一代名医敢于实践、心系百姓的生动形象，教导学生们要习名医风范，敢于实践，心系百姓。

案例9 脾胃国手李振华

[课程名称] 中医诊断学

[案例叙述]

李振华，1924年11月出生，河南中医药大学主任医师、教授，首届"国医大师"，全国老中医药专家学术经验继承工作指导老师。

李振华出生在洛宁县的一个中医世家，父亲李景唐是豫西名医。他上过10年旧学堂、4年新学堂。1941年，豫西大旱，霍乱流行，死亡甚众，父亲的诊所里天天挤满了前来看病的乡亲。一天，父亲把李振华叫到身边，说："孩子，趁着我身体好，你就跟我学医吧，你看这么多人都需要好医生的救治。"从此，李振华开始背诵汤头药性，苦读中医典籍，分辨药性之别，感悟方剂妙用。1943年3月起，李振华开始从事中医临床工作，侍诊、试诊、试方，直至最后出诊，他步步坚实。1949年，李振华的父亲病逝，他开始独立坐堂行医，常背着药箱徒步出诊，有时骑着毛驴为急症患者送药。1950年全省中医统考，他以全县第一的成绩获得中医师资格。1953年，洛宁县人民医院成立，李振华成为该院唯一的中医医师。第二年，他被选派到洛阳地区中医师进修班学习，有着丰富临床经验的他，勤学苦读，成了学校的佼佼者，并在学习经验交流会上，侃侃而谈关于脾胃生理、病理和用药经验。因表现优秀，他被留下来当教师。

1956年年底，洛阳一带突发流行性脑脊髓膜炎（简称"流脑"），伊川县在近两个月里就有70多人死亡。李振华与医疗队成员冒着大雪赴伊川救治。一位32岁女患者患流脑，高烧昏迷抽搐，病情严重。李振华果断制止了用阿司匹林和中药辛温解表的治法，改用清热解毒、息风透窍之银翘散、白虎汤加减，加服安宫牛黄丸。第二天下午，患者清醒。李振华又治疗了14名患者，全部治愈。之后李振华先后治愈了近百例流脑患者，及时控制了豫西地区的疫情。中医药治疗流脑的疗效和李振华的医技在当地产生了很大影响，河南省卫生厅和省防疫站及时召开现场会，介绍李振华的经验。他写的论文发表在《新中医》《中医杂志》上，还出版了专著，其治疗流脑的经验被大力推广。

进入20世纪90年代，随着人们生活水平的提高，脾胃病又成为多发病。李振华从此开始潜心钻研脾胃的诊治。他在承担的国家"七五"科技重点攻关项目"慢性萎缩性胃炎脾虚证临床及实验研究"中提出：脾本虚证无实证，胃多实证；脾虚是气虚，甚则阳虚，脾无阴虚而胃有阴虚；治脾胃必须紧密联系肝；治脾兼治胃，治胃亦必兼治脾，脾胃病不可单治一方。基于这种理念，他坚持"因虚致实、因实致虚、虚实交错"和"脾宜健、肝宜疏、胃宜和"的治疗原则，遵循温阳扶正治疗方法，研制出香砂温中汤和沙参养胃汤，临床有效率达98.7%，治愈率达32%。对他治疗的近千例慢性萎缩性胃炎患者的回访中发现，凡坚持服药者没有一例转为胃癌，这一奇迹打破了国外学者认为该病是"癌前病变""胃黏膜不可逆转修复"的论点，被认为是一项具有国内外先进水平的科研成果。进入21世纪，他又承担了国家"十一五"重点科技攻关项目"李振华治疗慢性萎缩性胃炎临床经验评估"，到 2010 年 12 月底，有效率为 98% 以上，治愈率为 74%。

李振华先生耄耋之年写下《抒怀》："幼承庭训学岐黄，勤求博采研效方。悬壶六旬尽天职，但愿世人寿而康。"这就是"国医大师"的胸襟情怀。

［思政元素］

大医精诚，泽被苍生；精勤不倦，传承创新。

［思政切入点］

1. 大医精诚，泽被苍生。案例中李振华从小随父学医、冒大雪赴伊川救治等行为，给学生们树立一个名医大医精诚，泽被苍生的高大形象，教导学生们要做一个心系百姓的大医。

2. 精勤不倦，传承创新。李振华出生于中医世家，父亲李景唐是豫西名医。李振华在承担的国家"七五"科技重点攻关项目"慢性萎缩性胃炎脾虚证临床及实验研究"中坚持"因虚致实、因实致虚、虚实交错"和"脾宜健、肝宜疏、胃宜和"的治疗原则，研制出香砂温中汤和沙参养胃汤，是长年精勤不倦，传承创新的结果，这教导学生们传承中医需要像前辈一样精勤不倦，传承创新。

案例 10   强身抗疫八段锦

[课程名称]　中医诊断学

[案例叙述]

新型冠状病毒感染给全国人民的生命健康安全带来了严重威胁。疾病治疗过程中，中医药展示了独特的优势和作用。作为"国医大师"邓铁涛的弟子，广东省中医院重症医学科主任邹旭教授奔赴临床一线，他在之前的严重急性呼吸综合征的临床一线中也曾与恩师并肩作战，挽救了众多患者的性命。这次疫情再次考验着他的医术和勇气。

为了帮助更多的患者，在武汉方舱医院，邹旭教授根据老师建议，开出了一套名为"八段锦序贯疗法"的治疗方案。《广州日报》报道，这套八段锦序贯疗法是该科室护理团队在"国医大师"邓铁涛教授养生法的基础上改编的，分为立式、坐式和卧式，可以滋阴助阳、培元补气、疏通经络、活血生津。

八段锦有八百多年的历史，对慢性病、急性病、重症等患者的正气恢复有协同作用。中医以气血为核心，这种用来调理脏腑气血、恢复代谢功能、强身健体的体操，历来深受上班族和养生爱好者青睐。邹旭教授介绍，新型冠状病毒感染的患者以寒湿为主，中医排"湿毒"可通过微微汗出、调理好胃肠功能、保持大小便通畅，以及维持良好的精神状态来实现。八段锦可以锻炼人体四肢，达到强健身体、流畅气血的效果，从而提升人体阳气及

-25-

医学课程思政百例

代谢功能，增强自身对抗湿毒的能力。邹旭教授说："我们团队把八段锦改编为立式、坐式和卧式，在武汉备受欢迎，回来还有不少医护人员想学。"

[思政元素]

不畏险阻，继承传统。

[思政切入点]

不畏险阻，继承传统。这个案例教育学生们要有大医精诚的观念，即将人民的利益放在首位，全心全意地为患者提供帮助。面对艰难和危险，医疗工作者应该迎难而上，肩负起应有的责任和担当，勇敢地面对挑战。同时，学生们也应该注重学习和创新。邹旭教授在长期的学习和实践中汲取中医药的精髓，为治疗方案进行了创新和改进。这提示学生们，在学习中要不断汲取知识，发展和创新自己的专业能力。

尊重和传承是大医精诚观念的重要组成部分。邹旭教授作为"国医大师"邓铁涛的弟子，传承了邓老师的医学理念和治疗方法。这个故事彰显了师徒之间的深厚情谊，强调了传统医学的价值和重要性。学生们既应该尊重前辈，又要积极传承和发扬他们的经验和知识。

案例 11 大医精诚孙思邈

[课程名称] 中医诊断学

[案例叙述]

孙思邈自幼体弱多病，他先后患两次热病、一次冷痢。每当他面黄肌瘦、饱尝病痛的时候，母亲都日夜守护在他的身边，给他熬药喂药，父亲总是背着他翻沟过岭，寻医求治。次数多了，家里支付不起医药费，只好变卖家产。孙思邈看到由于自己患病，给父母造成这么大的困难，心里非常难过。从自己幼年的痛苦经历中，孙思邈逐渐认识到疾病对人的危害，体会到只有医生才可能解除病人的痛苦，于是就萌发了学医的愿望。

孙思邈天资聪明，学习刻苦用功。他排除封建等级观念，冲破当时盛行的儒士书生读书进仕的世俗传统和鄙视行医救人的社会偏见，不随波逐流，不屑混迹官场、沽名钓誉，以"大慈恻隐之心，普救含灵之苦"为念，胸怀济世之志，把毕生精力贡献于医学事业。他主张：若有疾厄者来求救时，医生不能先顾虑自己的得失而瞻前顾后，宁肯自己跋山涉水、饥渴疲劳也要去救等待医治的病人。

他的家乡南边有一条涧沟，水流湍急，往来十分不便，但他不顾激流险阻，时常蹚水过河为对岸的群众治病。孙思邈长期为劳动人民救疾解危，赢得了百姓的尊敬和爱戴。

唐初，中国南方时有瘟疫发生。有一次，孙思邈在常州一带日夜奔忙，抢救瘟疫病人，经过半个月的努力，瘟疫得到有效控制。然而过了不久，瘟疫又流行起来。为了长期预防和治疗此病，孙思邈经过潜心研制，拟出了一个以大黄、肉桂等配伍的药酒配方，取名为"屠苏药酒"。人们喝了这种药酒之后，瘟疫再也没有复发。孙思邈为了普及防疫知识，防止此配方神秘化，他找来一大张黄绢，把屠苏酒的处方及炮制方法都清楚地书写在上边，张榜公布在屠苏庵的山门柱上，让人们广泛传抄，深受人们称颂！后来，岁末饮屠苏酒成为习俗，在江南各地很流行。

相传在太白山区，有人得了怪病，已经几天了，一直尿不出尿，疼痛难忍。其家人请来孙思邈为他治病，孙思邈观察了病人的症状，用手摸病人鼓胀的腹部，诊断此人肯定是尿道闭塞了，服药扎针，无济于事，这时恰有两个孩子，手里拿着一根葱叶子吹着玩。他受到启发，联想起古人有"葱叶导尿"的记载。于是，他取来一根青葱，掐下细长的葱叶，擦洗干净后剪去葱叶尖，把葱叶缓缓插进病人的尿道。他对着葱叶用力一吹气，果然病人的尿道冲开了，积尿排泄了，病治好了。

除了对病人的日常诊治，孙思邈还十分重视对中草药的研究和对医学经验、医学知识的总结整理。他很早就开始在家乡上山采药。为了采药，他攀悬崖、穿峡谷，跑遍了家乡的山岭沟壑。他还在家乡开辟了药材园，种植药材，从下种、施肥、收采到炮制、贮藏等，不仅精心操作，而且有详细记录。他把药材分为玉、石、草、木、人、兽、虫、鱼、果、菜、米、谷等几大类，记载了800余种药物。他按药物功用，以"总摄众病""临事处方，可得依之取决"为目的，将药物分为65类，很有实用价值。直到千年之后，孙思邈的这些记载仍有十分重要的参考价值和指导作用。

孙思邈重视经验总结和整理。在《备急千金要方》问世 30 年之后，又完成了《千金翼方》共计 30 卷。《千金翼方》是孙思邈取"羽翼交飞"之意，补充《备急千金要方》之不足，并同《备急千金要方》一起，"共同成一家之学"，这是他一生智慧的结晶和成果的总结。全书通篇多以方剂为主，容纳了以汤、散、丸、丹等分类的可治 60 余种疾病的方剂 2900 余首，容纳了按玉石、草、木、兽等分类的药名 872 种，其价值极其珍贵。

［思政元素］

大医精诚，泽被苍生；脚踏实地，躬身实践；敢为人先，开拓创新。

［思政切入点］

1. 大医精诚，泽被苍生。孙思邈以"大慈恻隐之心，普救含灵之苦"为念，胸怀济世之志，把毕生精力贡献于医学事业！他医德高尚，把贫苦农民和罹病患者的疾苦看成自己的疾苦，一心一意地为他们服务，泽被苍生。

2. 脚踏实地，躬身实践。中草药的研究，是孙思邈坚持终生的重要实践活动之一，通过孙思邈对中草药的探究，教导学生们在中医传承中需要脚踏实地，躬身实践。

3. 敢为人先，开拓创新。孙思邈重视经验总结和整理，他撰写了《备急千金要方》《千金翼方》，其价值极其珍贵。这都是在前人经验基础上积极创新所得。

案例 12　妙手仁心裘笑梅

[课程名称]　中医诊断学

[案例叙述]

裘笑梅，女，1910 年生，浙江杭州人，从事中医临床教学、医疗及科研工作五十余载，擅长妇科，对经、带、胎、产常见病颇有造诣，著有《裘笑梅妇科临床经验选编》等。她医德高尚，医术精湛，在临床上不拘一家一派之说，结合当代科学研究之成果，摸索中西医临床诊治之方法。

裘笑梅从小体弱多病，她想做个医生，帮人解脱疾病痛苦。于是，父母就带她去拜杭州智果寺清华法师为师习岐黄之术。

裘笑梅的诊所刚开张，就有一位绸缎庄老板来请医生。那时大户人家请医生很仔细，先要考评医生的"三风"，即衣风、谈风、笔风。裘笑梅到了绸缎庄老板家，病家先不说话，冷眼看"三风"，只见她的衣服雪白，鞋子一尘不染，谈吐落落大方，病情说得准，医理辨得明，一手小楷端润秀丽。裘笑梅手到病除，识人无数的绸缎庄老板对她非常佩服，四处宣扬之下，杭州城里都知晓出了个裘笑梅女医师。

裘笑梅一生带了 100 多个学生，学生都晓得她很严格。天冷的时候实习医生出去灌个热水袋，裘笑梅就要批评她们了："哎，你怎么能撇下患者不管，自己跑开呢？"她自己也以身作则，一上午的门诊，忙起来水都不喝一口，有时碰上好唠叨的患者，也笑眯眯地听着。她认为，一百句话里只要有一句话是有用的，医生抓牢就可以了，患者要讲就让她们讲。讲，第一是发泄，第二是信任。所以患者都相信她，说只要挂到了裘老的号，坐在那里，病就好了一半。

淳安有个女青年，18岁那年，来月经时在雨里跑，回家后又被她父亲骂了一顿，一时气郁于心，突然闭经。到裘老家里求医的时候天已晚了，患者被门板抬着，口吐白沫，神志不清，只剩下一点微弱的呼吸。有人劝她："这样危重的患者，接下来，死了都是你的事，还是算了，让他们去医院救治把。"裘笑梅观后，认为时间一耽搁，这条命可能就耽搁掉了，因此，她丝毫没有犹豫推诿，先诊断患者是"瘀阻迷闷，肝气郁结"，马上开出"桃红四物汤"加失笑散、花蕊石散，嘱咐先煎服一剂，第二天再来复诊。那一夜裘老翻了一夜身，不敢睡，睡不着。第二天，天刚蒙蒙亮，病家来敲门了，说患者早上来月经了，就是量不多。一块大石头落了地，裘老很高兴，她在原方的基础上改了几味药，再吃两剂以后，病人神志就清醒了。

2001年，裘老住院前，医院的车子来接她，她的子女们在院门口等着，这时候来了一位海宁的患者。当时她的子女想把患者拦下来，裘老却说："这么远的路跑过来的患者可怜。"于是她又拄着拐杖回去，坐下来给患者搭脉开方。3个月以后，患者来复诊，裘老已经不在了。患者对着围着黑纱的照片，失声痛哭。裘老临终前有一个遗愿，就是用她一生的积蓄成立一个裘笑梅中医妇科发展基金，为中医药事业培养接班人。

[思政元素]

精诚大医，妙手仁心。

[思政切入点]

精诚大医，妙手仁心。案例中裘笑梅医术精湛，医德高尚，有强烈的责任感，对病人用心、有耐心，一生都在为病人着想，为中医的传承着想，给学生们树立了榜样，展现了大医高尚的医德。

案例13 杏林春暖董奉

[课程名称] 中医诊断学

[案例叙述]

我国古代名医辈出，他们不但医术精湛，而且医德高尚，被古今医学界奉为美谈，传为佳话。

中医学界的人经常以"杏林中人"自居，这其中蕴含着怎样的深意呢？《太平广记》中记载，东汉建安年间，有一位著名的中医名叫董奉，他与张仲景、华佗齐名，被誉为"建安三神医"。相传有一次交州刺史杜燮突然患重疾，在死亡边缘苦苦挣扎，董奉临危受命，前去会诊。董奉一番诊治后，把三粒药丸放入杜燮口中让他用水服下，杜燮半日后便能坐起，四日后便能说话，众人称其为神医。

董奉给人看病，不收取任何钱财，只让病人种杏树。他让那些得了重病而又被治愈的患者种五棵杏树，让那些病情轻微而又被治愈的患者种一棵杏树。年复一年，董奉治愈的患者不计其数，他园子里的杏树也慢慢地长成了一片杏林。数年后，已栽杏树近 10 万株。每到杏子成熟的季节，累累红杏挂满枝头，甚是诱人。董奉在杏林中立了一块牌子，上面写"欲买杏不须报奉，但将一器谷置仓中，即自往取一器杏去"，意思是说如果想要买杏也不用给钱，就拿一筐谷子倒进仓房，换一筐杏就可以了。后来当地闹灾荒，董奉就用"用杏换谷"的谷物赈灾救贫，救济路过此地的灾民。董奉救死扶伤、悬壶济世的高明医术和不计名利、乐善好施的高尚医德渐渐流传开来，为了感激董奉的德行，有人写了"杏林春暖"的匾额挂在他家门口。后来，许多中药店也都挂上了"杏林春暖"的匾额，"杏林"也逐渐成了中医人的代名词。

自董奉以后，学医的人都奉"杏林"精神为圭臬，把学成精湛的医术、养成高尚的医德作为自身职业生涯的追求，而受到医生恩惠的患者，也会把"杏林春暖"做成匾额，用来讴歌医生的大爱无疆、上善若水。医者救人济世，患者报以杏林；天下苍生安康，万世山河无恙。

[思政元素]

大医精诚，泽被苍生；救死扶伤，感恩奉献。

[思政切入点]

1. 大医精诚，泽被苍生。董奉的医术十分高明，屡用高明的医术救助苍生，无论是刺史还是普通百姓，10万株的杏树是他医术最好的印证。

2. 救死扶伤，感恩奉献。董奉给人看病从来不收取钱财，只让病人来种杏树，并且树牌"欲买杏不须报奉，但将一器谷置仓中，即自往取一器杏去"，"用杏换谷"囤积粮食救济饥荒中的穷苦百姓。

案例 14　宅仁医会徐春甫

[课程名称]　中医诊断学

[案例叙述]

徐春甫，祁门（今属安徽）人，明代医学家，因幼年多病，乃从师于名医汪宦，博览医书，通内、妇、儿等科，后成名医，曾在太医院任职，著有《古今医统》《内经要旨》《妇科心镜》《幼幼汇集》等。明隆庆二年（1568 年），时任太医院吏目的徐春甫发起成立医学学术团体"一体堂宅仁医会"，这是我国最早的全国性医学学术团体和学会。

他在《一体堂宅仁医会录》中提到医会创立本意，"知人之所以为人，则知人之所以为天。知人之所以为天，则知医之所以为大矣！盖天地之大德曰生，生生而无已曰仁。故曰：医，仁术也。体天地之心为心，宗圣人之仁以仁，万物为一体也。莫非仁也，莫非生也，莫非心也。而斯会又乌可已平哉！"知晓人之所以为人的道理，就知晓了人之所以为天的道理，知晓了人之所以为天的道理，就知晓了医学之所以伟大的原因。天地间最大的德行是"生"，让生命生生不已是"仁"，因此医学是一种"仁术"。体察天地之心，内化为自己的心；宗奉圣人的仁德，作为自己求仁的楷模，就能感悟到万物一体的道理。万物一体，莫不是因为生生不已的"仁"，莫不是因为天地之大德的"生"，莫不是因为有这颗天地之心。那么这个"宅仁医会"的事业又怎么会有终

-35-

医学课程思政百例

结呢？

　　他认为"知人"是医生领悟医学作为"仁术"最伟大的关键，因此创立"一体堂宅仁医会"之初，就设立了"医会条款"，其中包括了诚意、力学、明理、讲习、格致、辨脉、审证、处方、规鉴、存心、恒德、体仁、忘利、恤贫、自重、自得、法天、知人、医学之大、医箴、戒贪鄙、避晦疾等22个条目，涵盖了医风修养与医术精进的方方面面。这些条目体系严整，皆以"医乃仁术"为核心加以阐发，形成医者"宅心仁厚"的思想体系，生动诠释了"宅仁医会"的内涵。

[思政元素]

　　医者仁心，医乃仁术。

[思政切入点]

　　医者仁心，医乃仁术。明代名医徐春甫发起成立医学学术团体"一体堂宅仁医会"，是我国最早的全国性医学学术团体和学会，其中"知人""宅仁"是其重要内意，体现了这个团体的理想与宗旨。此案例教导学生们，"医者仁心，医乃仁术"即要以天地之心为心，宗奉往圣前贤的仁德去博爱生命，以万物一体和谐为旨归。

案例15　不失人情李中梓

［课程名称］　中医诊断学

［案例叙述］

李中梓（1588—1655），字士材，号念莪。曾因家人多病，为庸医所误而潜心医学，习成了高超的医术。《医宗必读》共10卷，是李中梓所撰颇具影响的中医入门书。

《医宗必读·不失人情论》篇中说："尝读《内经》至《方盛衰论》，而殿之曰：不失人情。未尝不瞿然起，喟然叹轩岐之入人深也。夫不失人情，医家所甚亟，然戛戛乎难之矣！"其意思是李中梓曾读《黄帝内经·方盛衰论》这一篇，读到结尾处"不失人情"的话语震惊异常，喟然感叹黄帝、岐伯对人情世故的深入了解！不失人情，是医家必须掌握之事，但确实是非常困难的！

他认为，医人之情于医德最为重要。他举例，有的医者以花言巧语诳骗病人，有的以甜言蜜语取悦病人，有的以强词诡辩欺骗病人，有的以危言耸听吓唬病人，这些都是言不符实、心术不正之人。有的医者结交病人的亲戚故知，有的与病人的书童仆人修好，有的使劲钻营求人向上举荐，有的不等邀请自己送上门，这些都是阿谀谄媚之流。有的医者肚子里没学问，却谎称得到神人传授，有的目不识丁，却假托有秘传医术，这是欺诈成性之流。有的医者望、闻、问、切时，全不用心，枳实、厚朴、当归、黄芪等药物随手就抓，还妄称别人愚笨，自己聪明，别人生

-37-

医学课程思政百例

疏，自己熟谙，这些是言行轻率孟浪之流。有的医者嫉妒成性，专事于排挤他人，明面上同心同向，暗地里却不停地毁谤中伤、颠倒是非、混淆朱紫，这些是谗言妒忌之流。有的医者，没有什么见识，却贪得无厌，对人命轻慢忽视。如果病人的病情处于危重疑难的处境，连良医都没有治愈的把握，那就需要极其仔细谨慎地诊治，才能有一点起死回生的希望，而这些人贪图功劳，胡乱轻率地用药，以至于病情败坏，便嫁祸他人，为自己文过饰非，这些是贪婪侥幸之流。有的医者各持己见，不能决断异同，就好比曲高者和寡，医术高明的医生反而招致更多的毁谤，如同"一傅众咻"的典故所说的一般，这些就是庸俗浅薄之流。

李中梓列举了7种不良的"医人之情"，即"便佞之流""阿谀之流""欺诈之流""孟浪之流""谗妒之流""贪幸之流""庸浅之流"，他认为医人之情，需要避免这些陋习。

[思政元素]

大医精诚，感恩奉献。

[思政切入点]

大医精诚，感恩奉献。李中梓《医宗必读·不失人情论》中指出人情世故的复杂，强调在医疗活动中万不可忽视，人情和病情是医家在医疗活动中面对的一对矛盾，迁就人情会阻碍病情，只顾解决病情有时又会损害人情，产生不可预料的后果。他列举了7种"医人之情"，批判了不良医风在医疗活动中的影响。案例教导学生们要以李中梓的《不失人情论》为戒，恪守医家的初心、操守，避免7种不良医人之情。

-38-

案例16 三子养亲韩天爵

[课程名称] 方剂学

[案例叙述]

三子养亲汤出自《韩氏医通》，作者是明代的名医韩天爵，书中主要记载了韩天爵的医疗经验及医案。韩天爵的父亲是明代的一位重臣，常年领兵在外，南征北战，历经艰苦，身患痼疾。老人向朝廷辞官，无奈当局者不允许，只好强打精神，坚守岗位。韩天爵是次子，见父亲如此艰辛，遂放弃了自己的功名，苦学中医，为父亲看病，侍奉汤药。其父去世后，韩天爵行医游历大江南北，名声大振。

《韩氏医通》中记载："三士人求治其亲，高年咳嗽，气逆痰痞，甚切。予不欲以病例，精思一汤，以为甘旨，名三子养亲汤，传梓四方。有太史氏为之赞曰：夫三子者，出自老圃，其性度和平芬畅，善佐饮食奉养，使人亲有勿药之喜，是以仁者取焉。老吾老，以及人之老，其利博矣！"意思是说，曾有三位读书人来请韩天爵为父母亲看病，他们的父母主要症状是咳嗽有痰，气不顺，这是老人常见的问题。可韩天爵并不想就病开方，而是仔细构思出一个有广泛适用性的方子——三子养亲汤。方中的三味药都来自日常饮食：莱菔子是萝卜子，消食化痰；紫苏子是紫苏的种子，降气行痰；白芥子是芥菜的种子，畅膈除痰。三者合用，甘美可口，性味平和，共奏化痰、消食、顺气之功。

-39-

吴崑说："飞霞子此方，为人子事亲者设也。"亲，指父母。因父母为人伦情之最至者，故曰亲。《孟子·尽心》中曰："孩提之童，无不知爱其亲者。"意思是说，即便在襁褓提挈中的两三岁婴孩，都没有不喜欢父母的。所以吴崑说："为人子事亲者设也。"这里的"亲"，既指父母，更泛指所有年高的老人。三子养亲汤一问世，马上传遍四方，大家纷纷用三子养亲汤来奉养自己家里的老人。

[思政元素]

孝老爱亲，医者仁心；中医自信，文化自信。

[思政切入点]

1. 孝老爱亲，医者仁心。明代医家韩天爵选用紫苏子、莱菔子、白芥子三子组方，治疗年高痰盛气实之证。方中紫苏子降气行痰，白芥子畅膈除痰，莱菔子消食化痰，在治痰之中，又各呈其长，合用则痰化、食消、气顺、咳喘逆气皆平，且临证观其何证居多，"则以所主者为君"，运用灵活，既是方又是法。韩天爵是位大孝子，为照顾父亲而放弃自己的功名，苦学中医，侍奉汤药。《韩氏医通》记载了诸多韩天爵的临证经验，以及他为父亲、兄嫂治病的医案，书中充满了父慈子孝、兄友弟恭的亲情。正是如此孝顺、精诚之心，才构思出本方，正如方名所示"子以养亲"。由此推广，老吾老以及人之老，不仅孝顺自己的双亲，还推广到老年人，充分体现了孝老爱亲的中华传统美德和医者仁心的高尚医德。

2. 中医自信，文化自信。三子养亲汤疗效确切，且药食同源安全性高，浓厚的孝道文化成就了这张千古良方。无论是三子养亲汤的背景故事、方名含义，还是临床疗效，都凝聚着丰富的中华优秀文化，体现了孝老爱亲的中华传统美德和医者仁心的高尚医德。用中医药这把钥匙打开中华文明宝库，坚持中医药理论自信、实践自信与学术自信，在维护民众健康、防病治病中，推进中医药事业的全面发展。

案例 17　安宫牛黄丸

[课程名称]　方剂学

[案例叙述]

2014 年 12 月，国家正式公布《国务院关于公布第四批国家级非物质文化遗产代表性项目名录的通知》，作为中医药制作技艺，北京同仁堂、天津达仁堂和山西广誉远的安宫牛黄丸制作技艺被列在其扩展项目名录的传统医药项下，受到国家的保护和传承。安宫牛黄丸，出自清代名医吴瑭，吴瑭就是我们熟悉的吴鞠通，是清代温病学派四大家之一。他出生于淮安市的一个书香门第，自小聪颖，寒窗苦读儒学。其父在他 19 岁的时候身染重病，不幸去世。吴鞠通哀痛欲绝，"父病不知医，尚复何颜立天地"。于是他开始遍览方书，刻苦研读，"弃举子之业，而专事方术"，尤其对《黄帝内经》《伤寒杂病论》反复研读。26 岁时，吴鞠通北上进京，正值清政府编纂《四库全书》，招募抄书员，于是他前去应聘，得了抄书的工作。由此，他每天利用休息之余，翻阅《医部全录》中的大量医书，当看到吴又可《温疫论》和叶天士《温热论》书中的温病理论，联想到了他父亲所得的疾病，心中豁然开朗，决定专心研究温病。吴鞠通用心钻研医书 17 年，在这 17 年间，他从不敢轻易为人治病。后来京城突发瘟疫，死亡无数，人心惶惶，很多人死于庸医之手。在亲朋好友劝导下，在前贤的激励之下，吴鞠通开始救治病人，他将仲景六经辨证和叶天士卫气营血辨证结合起来用以诊治病人，取得了很好的疗效，他还把牛黄清心丸加减化裁，创制了安宫牛黄丸，救活了数十例危重病人，从此名声大振，成为温病学派代表人物。

后世医家把安宫牛黄丸和紫雪丹、至宝丹并称为"温病三宝"。安宫牛黄丸的"宫"，本指宫殿，君王居住在其中，而心为君主之官，心包乃心之宫城。《灵枢·邪客》说："心者，五脏六腑之大主也，精神之所舍也……故诸邪之在于心者，皆在于心之包络。"本方能清心包之热，又以牛黄为君药，制成丸剂，故名"安宫牛黄丸"。方中牛黄清心解毒，息风定惊，豁痰开窍，一药而三用，犀角（现用代用品，下同）清热凉血，解毒定惊，二味共为君药；真珠、朱砂助犀角清心热，镇心定惊，郁金清热凉血，冰片芳香开窍，雄黄劫痰解毒，麝香开窍避秽，四药均具芳香之性，使包络邪热温毒一起由内透达于外，并能豁痰开窍，则秽浊自消，神明可复，黄连、黄芩、山栀清热解毒，使邪热俱散，以上均为辅佐药；金箔入心经，镇心坠痰，蜂蜜调和诸药，共为使药。诸药合用，共奏清热解毒、豁痰开窍之效。

2002 年 5 月 10 日，香港凤凰卫视女主播刘海若在伦敦因车祸受重伤昏迷不醒，英国的医学专家判断她已"脑死亡"。同年 6 月 8 日，刘海若被送到北京宣武医院治疗。当时刘海若已出现败血症，虽使用了顶级抗生素，但感染还是无法控制，更糟糕的是，化验单上密密麻麻两大排抗菌药，检测结果全是抗药。中医专家会诊时根据刘海若高热、神昏，舌红无苔，一派热象，诊断为"热入心包"，给她使用了安宫牛黄丸。安宫牛黄丸服用后第二天她的体温即开始下降，继续服用两周后，刘海若体温基本恢复正常，为进一步治疗赢得了时间。最终，遭车祸 100 天之后，

-43-

已被英国医学界认定为"脑死亡"的刘海若终于苏醒过来，安宫牛黄丸再次创造了医学史上的奇迹。

[思政元素]

大医精诚，敬畏生命；传承创新，继往开来；中医自信，文化自信。

[思政切入点]

1. 大医精诚，敬畏生命。正因为对医学的虔诚和对生命的敬畏，吴鞠通潜心钻研医书 17 年，从不敢轻易为人治病，正式行医后仍如履薄冰。京城突发瘟疫，死亡无数。吴鞠通责无旁贷地站了出来，救死扶伤，创制了安宫牛黄丸，救活了数十例危重病人。他曾说："生民何辜？不死于病而死于医，是有医不若无医也。"用吴氏这种严格奉行孙思邈"人命至重，有贵千金"生命价值观的行为，引导学生精于医术、敬畏生命。

2. 传承创新，继往开来。吴鞠通善于传承，又勇于创新，在前人牛黄清心丸的基础上发明了安宫牛黄丸，青出于蓝而胜于蓝，这值得学生们学习。

3. 中医自信，文化自信。刘海若因车祸受重伤昏迷不醒而被安宫牛黄丸救治苏醒的案例让学生们知道中医不仅可以治慢病调理身体，还可以救重症、危症，从而提升学生们的中医自信，文化自信。

案例 18 白虎汤

[课程名称] 方剂学

[案例叙述]

流行性乙型脑炎，简称"乙脑"，是流行于夏秋季节的一种急性传染病，又名夏秋季脑炎，主要表现为高热、头痛、呕吐、抽搐、嗜睡、昏迷、惊厥、谵妄等神经证候，多发于 10 岁以下小儿。1952 年我国卫生部（现国家卫生健康委员会，后同）将本病统一定名为流行性乙型脑炎。其病原乙脑病毒是一种嗜神经性病毒，多由蚊子叮咬传染于人，引起脑组织发生炎性病变。

1954 年夏，河北省石家庄地区因洪水泛滥、蚊虫孳生，导致流行性乙型脑炎暴发流行。当时罹患人数很多，死亡率高达 50%。郭可明等 7 名中医专家应召走上了抗击乙脑一线。他们昼夜守护在病房，通过对病程症状的观察，结合查阅大量中医典籍，认为乙脑应该属于中医"暑温"的范畴，以"清热、解毒、养阴"为治疗原则，主张治疗方案以白虎汤、清瘟败毒饮为主方，重用生石膏，配合使用安宫牛黄丸。治疗后发现，一般患者多在用药后很快退热，1～2 周即可痊愈出院。郭可明专家团队创造了接诊 31 例病案，无一死亡的佳绩，并将用白虎汤治疗乙脑进行推广，大大降低了疾病死亡率。因此，郭可明荣获新中国成立后的第一个部级甲等奖。

白虎汤，出自张仲景《伤寒论》，为治疗伤寒阳明经证之

-45-

主方。凡阳明热盛出现四大症，即大热、大汗、大渴、脉洪大者，均可投之。白虎汤仅由四味药组成，即生石膏、知母、粳米、炙甘草。方中君药生石膏，辛甘大寒，功擅清泄里热，除烦止渴，以除阳明气分之热。臣药知母，苦寒质润，既助石膏清肺胃之热，又滋阴润燥救已伤之阴津。佐以粳米、炙甘草益胃生津，亦可防止大寒伤中之弊。四药相配，共奏清热生津、止渴除烦之功。

郭可明用白虎汤治疗脑炎，并不是单纯搬用古人的原方，而是根据仲景的经验和理论，再结合脑炎的具体情况，加减化裁而出——郭氏加减白虎汤，即生石膏、天花粉、生山药、生甘草。生石膏为君药，重用，此为治疗暑热、瘟疫之主药。以天花粉易知母，是因为知母苦寒性降，易伤脾胃，和石膏并用影响辛凉透邪之意。脑炎患者本系内热耗阴，多显脉象无力，不宜用苦寒下降之品以伤脾胃。天花粉能清热，润燥，生津，止渴，又其味甘而不伤胃。此外，郭可明认为藤蔓之根皆有活络之功，能减少脑炎引起的肢体运动障碍等后遗症，又擅解毒，效优于知母。以山药易粳米，可起益肾填精，补脾生津，滋阴养液之功，而温热之病最耗阴液，故以滋阴养液之山药辅佐，优于粳米。

1956 年 8 月，北京又有乙型脑炎流行。当时医院按照石家庄的经验（清热、解毒、养阴），用中药白虎汤和西药、输氧等治疗，奇怪的是疗效不佳。有的患者不仅高热不退，而且病情加重。当时患者急剧增加，疫情大有蔓延之势。于是卫生部采取紧急措施，组织中西医专家组成乙脑医疗工作组，在北京市传染病医院和儿童医院进行观察治疗。此时老中医蒲辅周提出：用中医治疗温病的原则治疗乙脑是正确的，石家庄的经验也是很宝贵的，但关键在于具体问题应具体分析，中医历来治疗外感热病重视季节气候特点，石家庄与北京的乙脑虽然同处夏季发病，但石家庄久晴无雨，乙脑患者以实热为主，属暑温，用白虎汤清热泻火，故能奏效，而北京当时雨水较多，天气湿热，患者症状表现为兼有湿邪，属湿温、暑湿，如果不加辨别，而沿用苦寒药物，就会出现湿遏热伏，不仅高烧不退，反而会加重病情。中医的长处是辨证施治，针对北京的乙脑，应该采用宣解湿热结合芳香透窍的药物，湿去热自退。蒲辅周之见，群医称是，即改投通阳利湿法，效果立竿见影，不少危重病人转危为安，一场可怕的瘟疫得以迅速遏止。

[思政元素]

中医自信，文化自信；传承创新，继往开来；辨证论治，不拘一格。

[思政切入点]

1. 中医自信，文化自信。1954 年夏，石家庄地区流行性乙型脑炎暴发流行，死亡率甚至高达 50%，以郭可明为首的中医专家团队通过对病程症状的观察，以"清热、解毒、养阴"为治疗原则，主张以白虎汤、清瘟败毒饮为主方，重用生石膏，配合使用安宫牛黄丸治疗疾病，疗效卓著，疫情得以控制。以此为切入点，让大家理解中医不仅可以治慢性病调理身体，而且可以救重症、危症，甚至可以治疗瘟疫，从而坚定中医自信、文化自信。

2. 传承创新，继往开来。郭可明用白虎汤治疗脑炎，并不是单纯搬用古人的原方，而是根据仲景的经验和理论，结合脑炎的具体情况，加以化裁而订出的，药味少而寓有清热、解毒、养阴之意。以此为切入点，让大家感悟中医经典之精妙，领会学习经方要学其精华，活学活用，师其法而不泥其方，做好传承和创新。

3. 辨证论治，不拘一格。1956 年 8 月，北京又有乙型脑炎流行，按照石家庄的经验用中药白虎汤结合西医治疗，但是疗效不佳时，蒲辅周先生提出重视季节气候特点，因时因地辨证论治的思路，采用宣解湿热结合芳香透窍的药物，湿去热自退，取得显著疗效，以此为切入点，让大家深入体会中医天人合一的整体观，强调三因制宜、辨证论治，而非固守成方。

案例 19　甘温除热李东垣

[课程名称]　方剂学

[案例叙述]

甘温除热法是指以性味甘温的药物为主药，治疗因中气不足或气血亏虚而导致的内伤发热及虚人外感发热的一种方法，由金元四大家之一的李东垣创立。

李东垣是金真定（今河北省正定）人，在他 31 岁时，蒙古大举伐金，李东垣在《脾胃论》一书序言中写："往者遭壬辰之变，五六十日之间，为饮食劳倦所伤而殁者，将百万人，皆谓由伤寒而殁。"其中所诉"壬辰之变"是指天兴元年（1232 年），蒙金二军主力于钧州三峰山展开决战，三峰山战役之后，金军主力精锐尽失，天兴元年三月蒙古大军兵临城下，围困金国大梁（汴梁）长达一年之久，其间城内物资匮乏，百姓缺衣少食，瘟疫大起。李东垣当时被围城中，亲眼看着每天有上万人死亡，十二个城门每天都要送出一两千具尸体，整整送了三个月，死了大约一百万人。当时医生多以风寒论治，误治失治者不计其数。李东垣有感时医之误，认为这次瘟疫的原因是围城期间老百姓长期饿肚子，解围后又饥饱不均，加上劳逸过度、天气寒冷而发作，并非是单纯风寒所引起的，时医以风寒论治发汗解表反而导致元气虚脱而亡。因此，东垣以饮食劳倦、内伤热中为由，创立以补中益气汤为代表的甘温除热方剂，磨成粉以拯救百姓，活人无数。

补中益气汤由黄芪、人参、白术、炙甘草、当归、陈皮、升麻、柴胡等药组成。方中重用黄芪，味甘性微温，补中益气，升阳固表，为君药。配伍人参、炙甘草、白术补气健脾为臣，与黄芪合用，以增强其补中益气之功。东垣认为"黄芪、甘草、人参，已（以）上三味除湿热、烦热之圣药也"。再用当归养血和营，协人参、黄芪以补气养血，陈皮理气和胃，使诸药补而不滞，共为佐药。以少量升麻、柴胡升阳举陷，协助君药以升提下陷之中气，为佐使药。诸药合用，使气虚者补之，气陷者升之，气虚发热者，得此甘温益气同除之，元气内充，则诸证自愈。

东垣在《脾胃胜衰论》中说："劳倦伤脾，脾胃虚则火邪乘之，而生大热。当先于心分补脾之源。"他在《饮食劳倦所伤始为热中论》中又说："饮食失节，寒温不适，则脾胃乃伤。喜怒忧恐，损耗元气。既脾胃气衰，元气不足，而心火独盛。"因此，东垣认为"惟当以辛甘温之剂，补其中而升其阳，甘寒以泻其火则愈矣。经曰：劳者温之，损者温之。又云：温能除大热，大忌苦寒之药，损其脾胃"。东垣据此创立了以补中益气汤为代表的甘温除热方剂。

[思政元素]

传承创新，继往开来；大医精诚，仁心妙手。

[思政切入点]

1.传承创新，继往开来。李东垣《黄帝内经》理论，"有所劳倦，形气衰少，谷气不盛，上焦不行，下脘不通，胃气热，热气熏胸中，故内热"，将劳倦内伤，脾胃虚弱而生之热称为"阴火"，据此创补中益气汤等一系列甘温除热方剂，认为"黄芪、甘草、人参，已（以）上三味除湿热、烦热之圣药也"。以此为切入点，让学生们理解中医传承和创新的重要性，既要学好经典，又要勇于创新。

2. 大医精诚、仁心妙手。李东垣生活于金元时期，战乱纷繁，百姓流离失所，饥饱无时，饮食不节，劳役所伤导致的脾胃病非常多。尤其是 1232 年发生的壬辰之变，瘟疫暴发，老百姓死亡近百万之多。针对医者妄用攻伐的时弊，李东垣提出了"内伤脾胃，百病由生"的内伤致病说，重视固护脾胃，临证以甘温补益为要，创补中益气汤及系列方剂，磨成粉拯救了无数百姓。此案例教导学生们学医一定要学精，不要做害人的庸医，要学习东垣大医精诚、仁心妙手的精神。

医学课程思政百例

案例 20　银翘散

[课程名称]　方剂学

[案例叙述]

　　银翘散出自《温病条辨》，是吴鞠通论治温病所创第一方。1793 年京城暴发了大规模瘟疫，当时的医师们受《伤寒论》的影响，错误地用治疗伤寒的方法来治疗温病，结果火上加油，越治越严重，不少病人因治疗不当而死亡。吴鞠通出生在容易流行热病的南方，他根据三焦辨证方法创立"辛凉解表法"诊治疾病，抢救了数十病人，从此名声大振，而银翘散就是在那时立下奇功之方。

　　关于银翘散的立方依据，吴鞠通在《温病条辨》中说："本方谨遵《内经》风淫于内，治以辛凉，佐以苦甘；热淫于内，治以咸寒，佐以甘苦之训……又宗喻嘉言芳香逐秽之说，用东垣清心凉膈散，辛凉苦甘。病初起，且去入里之黄芩，勿犯中焦；加银花辛凉，芥穗芳香，散热解毒。牛蒡子辛平，润肺解热散结，除风利咽，皆手太阴药也……可见病温者，精气先虚。此方之妙，预护其虚，纯然清肃，上焦不犯，中下无开门揖盗之弊，有轻以去实之能。用之得法，自然奏效。此叶氏立法，所以迥出诸家也。"可见，银翘散是吴鞠通在总结前人经验的基础之上，根据当时瘟疫的病证特点而创立的有效方剂。

　　银翘散不仅是治疗各种疫病的常用方剂，也是治疗风热感冒的基础方剂。1918年的"西班牙大流感"，1918～1919年，全世界约有5亿人感染，死亡4000万～5000万，超过了第一次世界大战的死亡人数，成为人类传染病史上最大的灾难。1918年世界性流行性感冒刚传入上海时，感染者众多，感染早期绝大部分病人表现为头痛、精神不振、喉咙痛和发热等症状，随后病人胸部出现红斑，但死亡率尚低；进入夏季，发病情况有所缓解；9月初，情况突变，发病人数骤增，病情严重，常合并支气管炎和肺炎，严重者发生溶血症，但死亡率依然较低。据上海地方志记载，病势严重，死亡418人。那么，为何上海的死亡率远低于全球其他地区呢？1918年11月6日的上海《申报》全文刊登当时定海县知事冯秉乾撰写的《救治时疫之布告》，这份布告提及：由清代医家吴鞠通研制的"银翘散"是治疗此次流感的有效方药。

据《中国疫病史鉴》记载：西汉以来，中国先后发生过321次疫病流行，由于中医的有效预防和治疗，在有限的地域和时间内控制住了疫情的蔓延。中国的历史上从来没有出现过像西班牙大流感、欧洲黑死病、全球鼠疫那样一次瘟疫就造成数千万人死亡的悲剧。中医药在诊疗外感疫病上千年的大量临床实践中，逐渐形成了独特的医学理论和诊疗技术。

现代药理研究证实，银翘散具有较强的解热、抗炎和抗过敏作用。中医诸家随症加减银翘散后，常用于治疗流行性感冒之外感风热证、肺炎喘嗽之风热闭肺证、口疮之风热乘脾证、病毒性心肌炎之风热犯心证、急惊风之风热动风证、肾病综合征标证之外感风热证、麻疹之初热与出疹期、水痘之邪伤肺卫证、手足口病之邪犯肺脾证、流行性腮腺炎之邪犯少阳及热毒壅盛证、流行

医学课程思政百例

性乙型脑炎之卫气同病证、皮肤黏膜淋巴结综合征之卫气同病证等诸多内科和儿科病证。后人亦在银翘散基础上研发出众多治疗热病的药方，用于治疗时疫病，金花清感颗粒就是其中之一。金花清感颗粒由麻杏石甘汤和银翘散两方加减而成。2009年全球暴发甲型H1N1流感，面对昂贵的抗病毒药奥司他韦，国家中医药管理局和北京市中医管理局牵头，经中医药专家研究，确定了麻杏石甘汤和银翘散合用的中药抗病毒方案，并进行了严格的临床试验。结果表明：药效学上金花清感颗粒在抗病毒、解热、抗炎、免疫调节方面的效果较好，且与解热镇痛药的单纯退热作用有着本质的不同。在安全性方面，同安慰剂相比，不论是前期试验，还是Ⅱ期及Ⅲ期临床试验，治疗药组与对照药组的不良事件与不良反应无显著性差异。2011年8月，王辰院士牵头完成的金花清感颗粒临床研究成果发表在国际权威医学期刊《内科学年鉴》上，证实了两方合用不亚于西药治疗甲流的效果。新型冠状病毒感染出现后，国家卫生健康委员会、国家中医药管理局将金花清感颗粒作为抗病毒的首选中药，而且在银翘散基础上发布了中医方案，在减轻症状和缩短疗程上发挥了很好的作用。

[思政元素]

坚定中医药文化自信；严谨治学，实事求是；继承发展，开拓创新。

[思政切入点]

1. 坚定中医药文化自信。从1918年西班牙大流感暴发时，上海定海县知事冯秉乾建议民众服用吴鞠通研制的银翘散治疗流

-54-

感开始，到 2009 年全球甲型 H1N1 流感暴发时，国家紧急科研立项研制的金花清感颗粒，再到 2019 年新型冠状病毒感染出现后，国家卫生健康委员会发布的《新型冠状病毒感染的肺炎诊疗方案》中指定邪热壅肺型患者使用银翘散，以此为切入点，引导学生思考，每当有大规模流行性传染性疾病暴发的时候，银翘散都作为首选方剂广泛运用在疫病治疗中，且卓有成效，以此体会中医药治疗外感热病的优势。以金花清感颗粒在治疗甲型 H1N1 流感的 Ⅲ 期临床试验结果及发表在《内科学年鉴》上的金花清感颗粒临床研究成果介绍等作为切入点，坚定中医自信，同时引导学生理解用现代医学思维，表明中医方药在未来医学事业发展中有不可估量的潜力。

2. 严谨治学，实事求是。对于外感病来说，伤寒学派和温病学派都有相似的流行病学背景，其辨证论治的理论同出一源，但在对疾病产生的原因、病机和治法上却有着不同的认知和处理方式，所以在治疗时要辨证论治才是正道。在明清以前，受中医经典《伤寒论》的影响，很多医生错误地用治疗伤寒的方法来治疗温病，结果越治越严重。但吴鞠通实事求是地结合当时京城瘟疫的病证特点，根据三焦辨证方法创立"辛凉解表"的银翘散取得了很好的疗效。以此为切入点，让学生感悟古代医学大家求真求实的治学态度。

3. 继承发展，开拓创新。银翘散是吴鞠通遵《黄帝内经》治风热性味配伍之训，宗喻嘉言治疗瘟疫"芳香逐秽"之说，选东垣清心凉膈散加减，仿叶天士治疗温病立法，博采其他治法"预护其虚"而创制的，用方"轻以祛实"，煎煮取"气轻清"，服用"时时轻扬"。该方的创制，可谓继前人之经验，然又有其发展和创新。在银翘散和麻杏石甘汤两方的基础上而成的金花清感颗粒，在治疗甲型 H1N1 流感、新型冠状病毒感染等疾病上，也发挥了巨大的功效。以此两者为切入点，强调医学的学习、中医药的传播，需要将"继承发展，开拓创新"的精神继续传承下去。

案例 21　理中丸案杨吉老

[课程名称]　方剂学

[案例叙述]

相传宋徽宗嗜好冷食，经常脘腹作痛，御医们给他开了汤药但是都不见效。于是就请民间名医杨吉老（杨介，字吉老）来诊治。杨吉老诊脉后说，皇上得的病属于中焦虚寒，需要服用理中丸。宋徽宗一听，非常不满："御医给我开的也是理中丸啊，但是我吃了很多次都没有效果。"杨吉老说："皇上的病是因为食冰过多，寒凉伤胃，所以我现在开的理中丸所用的汤使不同，要用冰煎药，这样汤药能够直达病位，才能治好。"徽宗半信半疑地吃了杨吉老做的理中丸（汤），竟然真的痊愈了。

张仲景在《伤寒论》中说："胸上有寒，当以丸药温之，宜理中丸"，杨吉老说的"汤使"，是指中药方剂中的引经药，是可引导方中其他药物直达病位的药物，若运用得当方药疗效就会大大增强。宋徽宗的病，其实就是吃冷食过多而导致中焦虚寒，寒凝气滞而脘腹疼痛，故用理中丸来温中祛寒、益气健脾。

理中丸由人参、干姜、炙甘草、白术四味药组成，主治脾胃虚寒，自利不渴，呕吐腹痛，不欲饮食，中寒霍乱，阳虚失血，胸痹虚证，病后喜唾，小儿慢惊等。方中以辛热之干姜为君，温中焦而祛里寒；人参甘苦微温，补气健脾，且有温中之效，《别录》谓其"疗肠胃中冷"，故为臣药；脾虚寒湿不化，故以白术

-57-

为佐，补脾气而燥脾湿，《珍珠囊》谓其"除湿益气，补中补阳"；炙甘草为使，补土温中，调和诸药。四药相合，中焦之寒得辛热而去，中焦之虚得甘温而复，清阳升而浊阴降，运化健而中焦治。原方一方二法（理中丸、人参汤），可根据证情之缓急，而决定汤、丸之用。服药后可进热粥，以助药力温养中气。

"理中"的含义是什么呢？《伤寒寻源》中说："盖理中者，理中焦之寒也。"《医宗金鉴·删补名医方论八·理中汤丸》集注引程应旄曰："阳之动始于温，温气得而谷精运，谷气升而中气赡，故名曰理中。"由此可知"理中"之意就是调理中焦，温运中焦，以针对中焦虚寒证。宋徽宗的胃疾是因为夏季过服冰食，引起中焦虚寒所导致的，故杨吉老和诸御医均以仲景理中丸来治疗。杨吉老成功之处在于在煎理中丸（人参汤）的时候加入了冰块，这有两个好处：一是作为药引，同气相求，可以引方中诸药进入以前冰块伤及的病位；二是反佐，防止寒热格拒而导致拒药，正是《黄帝内经》所谓"治寒以热，凉而行之"。

[思政元素]

调和致中，阴平阳秘；辨证论治，医者意也。

[思政切入点]

1. 调和致中，阴平阳秘。"阴平阳秘，精神乃治；阴阳离决，精气乃绝"语出《素问·生气通天论》。阴阳是中医理论的基础和核心，"阴平阳秘"一直被认为是对人体最佳生命活动状态的描述和概括，指健康的人处于动态的阴阳平衡之中。《中庸》有云："致中和，天地位焉，万物育焉。"致中和，就是要达到中正平和，不偏不倚，与阴平阳秘有异曲同工之处，天地之道如此，养生修身之道亦如此。案例提示无论从诊断、治疗、养生均应从阴阳角度出发，引导学生们把中医理论与中国古代哲学文化相结合去体会古人在诊治、养生中的智慧。

2. 辨证论治，医者意也。汉代郭玉曰："医之为言意也。"唐代许允宗曰："医者，意也，思虑精则得之。"元代朱震亨说："古人以神圣工巧言医。又曰：医者意也。以其传授虽的，造诣虽深，临机应变，如对敌之将，操舟之工，自非尽君子随时反中之妙，宁无愧于医乎？今乃集前人已效之方，应今人无限之病，何异刻舟求剑、按图索骥，冀其偶然中，难矣。"宋徽宗之胃疾，诸御医辨证均中的，选用仲景之理中丸也完全正确，但是却没有效果。杨吉老仅在方中加了一味冰即犹画龙点睛，而效如桴鼓。医之为道，非精不能明其理，非博不能致其得。辨证论治是学生们在中医诊疗疾病中必须重视的特点，也是精髓。

医学课程思政百例

案例22　治学严谨王清任

[课程名称]　中医学概论

[案例叙述]

王清任（1768—1831），清代医学家，字勋臣，直隶玉田（今属河北）人。王清任自幼习武，但受祖上行医影响，20岁弃武习医，没几年就誉满玉田。30多岁时，他到北京设立医馆"知一堂"，为京师名医。他医病不为前人所困，勤于思考，善于创新，用药独到，治愈不少疑难病证。据清光绪十年（1884年）《玉田县志》载，有一人夜寝，须用物压在胸上始能成眠，另一人仰卧就寝，只要胸间稍盖被便不能交睫，王清任用一张药方治愈两证。这个药方就是血府逐瘀汤。血府逐瘀汤是王清任六张逐瘀汤中最经典的，也是他所创立的几十个方剂中最为出色的配方，因其运用范围广泛，被后世医家列入"中医十大名方"之一。

王清任注重实践、崇尚解剖。然而在古代社会，无论是中国还是西方，都对人体解剖设置了种种限制，使这项工作难以顺利开展。影响中医解剖发展的因素很多，其中最大的因素莫过于儒家的伦理思想了。王清任在医学上敢于冲破传统封建礼教观念的束缚，大胆前往坟地、刑场观验、解剖人体脏器，向边疆老将讨教解剖知识。历经42年的探索和实践，于1830年著成《医林改错》，附图25幅。他首先记载了人的体腔由膈膜分为胸、腹

-60-

两腔，而非古书图中所给两个膈膜，三个体腔——三焦。他又改正了古图中肺有六叶两耳二十四管的错误，指出肺有左、右两大叶，肺外皮实无透窍，亦无行气的 24 孔。他认为肝有四叶，胆附于肝右第二叶，纠正了古图肝为七叶的错误。他在《医林改错·半身不遂论叙》中说："凡遇是症，必细心研究，审气血之荣枯，辨经络之通滞，四十年来，颇有所得。"他将"平素所治气虚、血瘀之症，记数条示人以规矩"。王清任治学态度十分严谨，主张医学家著书立说应建立在亲治其症万无一失的基础之上。他的《医林改错》虽然只有 3 万余字，但在中医学发展历程中有着举足轻重的作用，特别是在活血化瘀治法方面有独特的贡献。他注重分辨瘀血的不同部位、针对不同的瘀血证而分别给予针对性治疗。他在《医林改错·方叙》中说："在外分头面四肢，周身血管；在内分膈膜上下两段，膈膜以上，心肺咽喉，左右气门，其余之物，皆在膈膜以下。立通窍活血汤，治头面四肢周身血管血瘀之症；立血府逐瘀汤，治胸中血府血瘀之症；立膈下逐瘀汤，治肚腹血瘀之症。"他的"瘀血"说及创制的多个逐瘀药方，至今广泛应用于临床。

[思政元素]

勤于思考，勇于创新；脚踏实地，求真求实；治学严谨，精益求精。

[思政切入点]

1. 勤于思考，勇于创新。王清任针对"胸任重物"和"胸不任物"久治不愈两个案例，另辟蹊径治愈患者，借此案例，引导学生们勤于思考，勇于创新。

2. 脚踏实地，求真求实。王清任在医学上敢于冲破传统封建礼教观念的束缚，大胆前往坟地、刑场观验、解剖人体脏器，从而著成《医林改错》一书。该书绘有 25 幅生理解剖图谱，纠正了前人的"肺有二十四孔""脾闻声则动""尿从粪中渗出"等错误论断。王清任对平素所治之瘀血病证观察得非常细致，记录了五十种瘀血病证，他"凡遇是症，必细心研究，审气血之荣枯，辨经络之通滞，四十年来，颇有所得"，用以教导学生学医需求真求实，脚踏实地。

3. 治学严谨，精益求精。王清任治学态度十分严谨，主张医学家著书立说应建立在亲治其症万无一失的基础之上。借此案例，教导学生学医时应治学严谨，精益求精，王清任的《医林改错》虽然只有 3 万余字，却字字珠玑，在中医学发展历程中有着举足轻重的作用。

案例 23　神农尝百草

[课程名称]　中医学概论

[案例叙述]

你喝过中药吗？你知道中药是怎么被发现的吗？中药是我们的祖先在寻找食物的过程中找到的能够治疗疾病的药物，是我国劳动人民长期生活实践和医疗实践的结果，是我国古代优秀文化遗产的重要组成部分。关于中药的起源，历来就有"神农尝百草"的传说。这虽然只是一个传说，但是体现了中华民族与生俱来的探索奉献精神。

相传在上古时期，烈山中住着一个人，他是在烈山里的一个石洞中出生的，异常勤劳、勇敢，被大家推选为部队首领，取名神农。

当时的人类是靠采集、打猎获取食物维持生命的，五谷和杂草长在一起，药物和百花开在一块，哪些是粮食可以吃，哪些是草药可以治病，谁也分不清。天上的飞禽越打越少，地下的走兽越打越稀，人们就只好饿肚子。谁要生疮害病，只能看"天命"，任由自生自灭。老百姓的疾苦，神农看在眼里，痛在心头。怎样给百姓充饥？怎样为百姓治病？神农苦思冥想了三天三夜，终于想出了一个办法。第四天，他带着一批随从，从家乡出发，向西北大山走去。

他们不停地走，走了七七四十九天，来到一个长满奇花异草

医学课程思政百例

的山上。突然从峡谷窜出来一群豺狼虎豹，把他们团团围住。神农立刻让大家挥舞神鞭，向野兽们打去。打走一批，又拥上来一批，一直打了七天七夜，才把野兽都赶跑了。大家说这里太险恶，劝神农回去。神农摇摇头说："不能回！百姓饿了没吃的，病了要听天由命，怎么能回去呢！"他领头进了峡谷，来到一座茫茫大山脚下。这山半截插在云彩里，四面是悬崖，崖上挂着瀑布，长着青苔，溜光水滑，没有登天的梯子是上不去的。人们又劝他还是算了吧，还是趁早回去，神农摇摇头拒绝了。神农叫随从们砍木杆、割藤条，靠着山崖搭成架子。不管刮风下雨，还是飞雪结冰，他们从来不停工，整整搭了一年，才搭到山顶。神农带着大家攀登木架上了山顶，山上有各色各样、密密丛丛的花草。神农叫随从们防着狼虫虎豹，他亲自采摘花草，放到嘴里尝。白天，他领着大家到山上尝百草，晚上，他生起篝火，就着火光把白天尝过的详细记载下来：哪些草是苦的，哪些热，哪些凉，哪些能充饥，哪些能医病，都写得清清楚楚。有一次，他把一棵草放到嘴里一尝，霎时天旋地转，一头栽倒。随从们慌忙扶他坐起，他明白自己中了毒，已经不能说话了，只好用最后一点力气，指着面前一棵红亮亮的灵芝草，又指指自己的嘴巴。随从们慌忙把那红灵芝喂到他嘴里，帮他解了毒气。随从们担心他这样尝草太危险了，都劝他还是下山回去，他又拒绝了。他又接着尝百草，尝完一山花草，又到另一山去尝，踏遍了这里的山山岭岭。他尝出了麦、稻、谷子、高粱能充饥，就叫随从们把种子带回去，让百姓种植，他尝出了三百六十五种草药，写成《神农本草经》，为天下百姓治病。

神农尝百草是十分辛苦的事，他不仅要爬山走路寻找草木，

-64-

还要与野兽搏斗，品尝草药还要冒生命危险。据《淮南子·修务训》记载：神农尝百草之滋味，一日而遇七十毒。神农为了寻找药品，曾经被毒得痛苦万分，但他为了治疗更多的疾病，不停地去品尝更多的草木。他品尝一种攀援在石缝中开小黄花的藤状植物时，刚把花和茎吃到肚子里，就感到肚子钻心地痛，好像肠子断裂了一样，痛得他死去活来，最后神农没有能顶得住，被这种草毒死。神农虽然被毒死，却用他的生命，发现了一种含有剧毒的草，人们给它起名叫断肠草。为了纪念神农的恩德和功绩，人们奉他为药王神，建立了药王庙四时祭祀，我国的川、鄂、陕交界传说是神农尝百草的地方，称为神农架山区。

[思政元素]

脚踏实地，躬身实践；奉献自己，泽被苍生。

[思政切入点]

1.脚踏实地，躬身实践。神农为了给百姓找充饥的五谷和医病的草药，亲自带领他的臣民翻山越岭，一路上克服了很多困难。神农品尝草药多次中毒，但他依旧不放弃，希望找到更多的草药治疗更多的疾病。如果没有神农这种脚踏实地、克服一切困难的钻研精神，他又怎么会成功呢？学生们需要在这种精神的鼓舞下，在科学研究和医疗实践中不断前行。

2.奉献自己，泽被苍生。神农为了寻找药品，经常被毒得痛苦万分，最终被一种毒草毒死。虽然神农最后因为尝百草牺牲了自己的生命，但他尝试出了三百六十五种草药，用生命写成了《神农本草经》，为天下百姓治疗疾病、解除痛苦。神农这种舍己

医学课程思政百例

为人的奉献精神是非常值得学生们学习的，为了服务广大人民群众，为了伟大的中医药事业，需要有大无畏的奉献精神！

案例 24　四逆抗疫冉雪峰

[课程名称]　方剂学

[案例叙述]

光绪末年六月，两月余不雨，野无青草，街旁树木，过半枯萎，气候酷热，武汉三镇霍乱流行。霍乱是由霍乱弧菌感染引起的烈性肠道传染病，其典型的临床表现为急性起病、剧烈腹泻、常伴呕吐，以及由此引起的脱水、电解质紊乱和肌肉痉挛，严重者可发生循环衰竭，休克甚至死亡。当时武汉死人以万计，每街均有死人。一日，名医冉雪峰见一女病霍乱，其目眶塌下，声音低下，手冷过肘，足冷过膝。见情况危急，冉雪峰认为当速投大剂回阳，尚望死里求生。处方以四逆汤加减，令服三剂，频频续投，吐泻越多，服药越速，吐泻稍缓，服药乃稍缓。冉雪峰告诉其家属，若吐泻止，手足温，须来改方，不可误事。翌晨，冉雪峰至患者家里探望，患者母亲说，吃了药就好了，你看我女儿不是在梳头吗？冉雪峰非常高兴。那一年，冉雪峰治好霍乱患者三百余人。

故事中的四逆汤出自医圣张仲景所著的《伤寒论》。方由附子、干姜、炙甘草三味药组成。方中生附子大辛大热，入心、脾、肾经，为回阳救逆之要药，专补命门之火，通行十二经，无所不到，走而不守，为君药；干姜大辛大热，守而不走，善散里寒，助君药回阳救逆，为臣药；炙甘草甘温，益气温阳，并能缓和附子、干姜燥烈之性，为佐使药。三药合用，功专效宏，可迅达回阳救逆之功而四逆可愈，故方名"四逆汤"。本方在《伤寒论》中主治少阴病，心肾阳衰寒厥证，临床表现为四肢厥逆，恶寒蜷卧，神疲欲寐，呕吐腹痛，下利清谷，或大汗亡阳，脉沉或微细欲绝。现代常用于治疗急性心衰、心肌梗死、急性胃肠炎吐泻失水，或某些急证大汗而见休克等属阴盛阳衰者。

[思政元素]

中医自信，文化自信；大医精诚，救死扶伤。

[思政切入点]

1.中医自信，文化自信。国人对中医的信任源于血脉，对其认同来自文化。但普通人多认为中医是调理身体为主，是治疗慢病的，却不知中医亦可以治疗急症、危症、重症。四逆汤从仲景创立之初，就是针对心肾阳衰，亡阳欲脱而设，而这个病证相当于我们现代的冠心病心衰、心肌梗死、休克。冉雪峰以此方治疗寒霍乱（亡阳证）而活人颇多，可见四逆汤回阳救逆，救人性命之神奇。

2.大医精诚，救死扶伤。清代末年，南方某地发生霍乱，死人以万计，民众纷纷逃离。冉雪峰逆流而上，不顾自身安危，参与到救治霍乱病人之中，发挥其伤寒大家的优势特长，最终活人数百。

案例 25 "精""诚"大医

[课程名称] 医古文

[案例叙述]

张湛曰:"夫经方之难精,由来尚矣。"今病有内同而外异,亦有内异而外同,故五脏六腑之盈虚,血脉荣卫之通塞,固非耳目之所察,必先诊候以审之。而寸口关尺,有浮沉弦紧之乱;俞穴流注,有高下浅深之差;肌肤筋骨,有厚薄刚柔之异。唯用心精微者,始可与言于兹矣。今以至精至微之事,求之于至粗至浅之思,其不殆哉?若盈而益之,虚而损之,通而彻之,塞而壅之,寒而冷之,热而温之,是重加其疾。而望其生,吾见其死矣。故医方卜筮,艺能之难精者也,既非神授,何以得其幽微?世有愚者,读方三年,便谓天下无病可治,及治病三年,乃知天下无方可用。故学者必须博极医源,精勤不倦,不得道听途说,而言医道已了,深自误哉!

凡大医治病,必当安神定志,无欲无求,先发大慈恻隐之心,誓愿普救含灵之苦。若有疾厄来求救者,不得问其贵贱贫富,长幼妍蚩,怨亲善友,华夷愚智,普同一等,皆如至亲之想。亦不得瞻前顾后,自虑吉凶,护惜身命。见彼苦恼,若己有之,深心凄怆,勿避险巇、昼夜、寒暑、饥渴、疲劳,一心赴救,无作功夫形迹之心。如此可为苍生大医,反此则是含灵巨贼。自古名贤治病,多用生命以济危急,虽曰贱畜贵人,至于爱命，人畜一也。损彼益己，物情同患，况于人乎！夫杀生求生，去生更远，吾今此方所以不用生命为药者，良由此也。其虻虫、水蛭之属，市有先死者，则市而用之，不在此例。只如鸡卵一物，以其混沌未分，必有大段要急之处，不得已隐忍而用之。能不用者，斯为大哲，亦所不及也。其有患疮痍、下痢，臭秽不可瞻视，人所恶见者，但发惭愧凄怜忧恤之意，不得起一念蒂芥之心，是吾之志也。

夫大医之体，欲得澄神内视，望之俨然，宽裕汪汪，不皎不昧。省病诊疾，至意深心；详察形候，纤毫勿失；处判针药，无得参差。虽曰病宜速救，要须临事不惑，唯当审谛覃思，不得于性命之上，率而自逞俊快，邀射名誉，甚不仁矣！又到病家，纵绮罗满目，勿左右顾眄，丝竹凑耳，无得似有所娱，珍羞迭荐，食如无味，醽醁兼陈，看有若无。所以尔者，夫一人向隅，满堂不乐，而况病人苦楚，不离斯须。而医者安然欢娱，傲然自得，兹乃人神之所共耻，至人之所不为，斯盖医之本意也。

夫为医之法，不得多语调笑，谈谑喧哗，道说是非，议论人物，炫耀声名，訾毁诸医，自矜己德。偶然治差一病，则昂头戴面，而有自许之貌，谓天下无双，此医人之膏肓也。

老君曰：人行阳德，人自报之；人行阴德，鬼神报之。人行阳恶，人自报之；人行阴恶，鬼神害之。寻此二途，阴阳报施，岂诬也哉？所以医人不得恃己所长，专心经略财物，但作救苦之心，于冥运道中，自感多福者耳。又不得以彼富贵，处以珍贵之药，令彼难求，自炫功能，谅非忠恕之道。志存救济，故亦曲碎论之，学者不可耻言之鄙俚也。

[思政元素]

大医精诚，精勤不倦；仁心仁术，慎思笃行。

[思政切入点]

1. 大医精诚，精勤不倦。唐代著名医药家孙思邈医术精湛，医德高尚，人称"药王菩萨"，其作《大医精诚》被世人誉为"医德法典"。诵读他的《大医精诚》，引导医学生感悟立志为医、为大医的道路，即医术要"精"，医德要"诚"。

2. 仁心仁术，慎思笃行。理解大医精诚中"至精至微之事""博极医源，精勤不倦""大慈恻隐之心，誓愿普救含灵之苦""不得问其贵贱贫富，长幼妍蚩，怨亲善友，华夷愚智""普同一等，皆如至亲之想"，以及"纤毫勿失""炫耀声名，訾毁诸医，自矜己德"等句意的语意解释，引导学生感悟从医需仁心仁术，慎思笃行。

案例 26　现身演绎医患情

[课程名称]　医古文

[案例叙述]

《医宗必读·卷一》这样描述医患情：

所谓病人之情者，五脏各有所偏，七情各有所胜，阳脏者宜凉，阴脏者宜热；耐毒者缓剂无功，不耐毒者峻剂有害。此脏气之不同也。动静各有欣厌，饮食各有爱憎；性好吉者危言见非，意多忧者慰安云伪；未信者忠告难行，善疑者深言则忌。此好恶之不同也。富者多任性而禁戒勿遵，贵者多自尊而骄恣悖理。此交际之不同也。贫者衣食不周，况乎药饵？贱者焦劳不适，怀抱可知。此调治之不同也。有良言甫信，谬说更新，多歧亡羊，终成画饼。此无主之为害也。有最畏出奇，惟求稳当，车薪杯水，难免败亡。此过慎之为害也。有境遇不偶，营求未遂，深情牵挂，良药难医。此得失之为害也。有急性者遭迟病，更医而致杂投；有性缓者遭急病，濡滞而成难挽。此缓急之为害也。有参术沾唇惧补，心先痞塞；硝黄入口畏攻，神即飘扬。此成心之为害也。有讳疾不言，有隐情难告，甚而故隐病状，试医以脉。不知自古神圣，未有舍望、闻、问，而独凭一脉者。且如气口脉盛，则知伤食，至于何日受伤，所伤何物，岂能以脉知哉？此皆病人之情，不可不察者也。

所谓旁人之情者，或执有据之论，而病情未必相符；或兴无本之言，而医理何曾梦见？或操是非之柄，同我者是之，异己者非之，而真是真非莫辨；或执肤浅之见，头痛者救头，脚痛者救脚，而孰标孰本谁知？或尊贵执言难抗，或密戚偏见难回。又若荐医，动关生死。有意气之私厚而荐者，有庸浅之偶效而荐者，有信其利口而荐者，有贪其酬报而荐者。甚至薰莸不辨，妄肆品评，誉之则跖可为舜，毁之则凤可作鸮，致怀奇之士，拂衣而去，使深危之病，坐而待亡。此皆旁人之情，不可不察者也。

[思政元素]

敏锐洞察，明辨是非。

[思政切入点]

敏锐洞察，明辨是非。本案例对医疗实践活动中涉及的群体关系，按照病人之情、旁人之情进行了系统的剖析。通过文章的阅读，引导学生分析讨论，认识到在医疗实践的行医难，使学生对医疗过程中的人际问题做到心中有数，有备无患。针对文章所列举的人情与病情之间的矛盾，结合案例分析，培养学生在医疗实践活动中对人际关系的洞察力，锻炼学生的伦理决策能力，培育学生良好的职业道德和职业精神。

案例 27　甲骨文

[课程名称] 中国医学史

[案例叙述]

甲骨文是殷商时期人们用坚硬的刻刀凿刻于龟甲或兽骨上的文字，又称为"契""契文""殷契""殷文"，因刻写在甲骨上的文字内容主要为与占卜祭祀有关的纪事，又称"卜辞"。甲骨文距今已有三千余年，它不仅是研究我国文字源流的最早而有系统的资料，也是研究甲骨文书法的重要财富。

清代国子监祭酒、金石学家王懿荣因患疟疾而服用中药，不经意中发现药剂中有一块龙骨上刻有文字，于是派人至药铺选购了一些文字比较清晰的龙骨，经仔细考订，推断这是一种比金文还要早的文字。从此，深埋地下三千余年的殷商甲骨文得以昭然于世。

绝大部分甲骨文发现于中国河南省安阳市殷墟。殷墟是著名的殷商时代遗址，范围包括河南省安阳市西北小屯村、花园庄、侯家庄等地。这里曾经是殷商后期中央王朝都城的所在地，故称殷墟。殷商甲骨基本上都是商王朝统治者的占卜记录，真实反映了殷商社会文化各方面的状况。考古时在宫殿附近发现了两座甲骨文档案库和铸铜、制玉、制骨、烧陶等手工业作坊遗址。为纪念这一伟大发现，1987 年秋安阳市修建了殷墟博物苑，复原和再现了三千余年前殷王宫和一些建筑的风貌。

[思政元素]

开拓创新，敢为人先。

[思政切入点]

开拓创新，敢为人先。讲述甲骨文发现的历史过程，帮助学生们懂得在漫长的中医历史长河中，未来可能还存在一些中医古籍、中医药相关的文物等待后人整理开发，这不仅是现代中医学生传承中医、发展中医的使命担当，也是中医后人担起"以医济世"的最佳体现。

医学课程思政百例

案例 28 璀璨医著

[课程名称] 中国医学史

[案例叙述]

《黄帝内经》简称《内经》，是我国现存最早的医学经典，书名首见东汉班固《汉书·艺文志·方技略》，书中提到医经七家：《黄帝内经》《黄帝外经》《白氏内经》《白氏外经》《扁鹊内经》《扁鹊外经》《旁篇》。《内经》是在各种更古老医学文献基础上，经过医家们不断搜集、整理、综合成书的。所以后世认为《内经》一书并非出自一时一人之手，而是取材于先秦，在战国至秦汉时期，经许多医家搜集、整理、综合而成，甚至还包括东汉乃至隋唐某些医家的修订和补充。《内经》对后世有巨大影响，历代著名医家和有创见的医学流派，主要是在其理论基础上发展起来的，所以后世称该书为"医家之宗"。

《黄帝八十一难经》，简称《难经》或《八十一难》，是继《黄帝内经》之后的又一部中医理论性著作，成书年代大约在东汉。《难经》书名，首见于东汉张仲景的《伤寒杂病论》自序。清代徐大椿《医学源流论》对《难经》的成就充分肯定："其中有自出机杼，发挥妙道，未尝见于《内经》，而实能显《内经》之奥义，补《内经》之所未发。此盖别有师承，足与《内经》并垂千古。"

《神农本草经》，简称《本草经》或《本经》，是我国现存最

-76-

早的药物学专著，亦是我国药物学的第一次系统总结，成书年代上限不早于西汉太初元年（公元前104年），下限不晚于东汉时期，是秦汉以来许多医药学家不断搜集药物学资料整理成书。该书首创药物三品分类法，概述中药学基本理论，记录了药物的外貌、药物的配伍应用规律、方剂的君臣佐使组方原则等诸多内容，构建了中药学的理论框架。收载药物主治内、外、妇、五官等各科病证170多种，仅治痹药物就有82种之多。《神农本草经》还载有许多轻身、延年、耐老药物，如人参、菊花等，对研究抗衰老颇有启发。

张仲景的《伤寒杂病论》是继承《素问》《九卷》《八十一难》《阴阳大论》《胎胪药录》等医药古籍中的基本理论，结合他本人临床实践，综合当时人们同疾病斗争的经验，以六经论伤寒，以脏腑论杂病，提出包括理、法、方、药系统的辨证论治原则来治疗伤寒的书籍。因其"勤求古训，博采众方"，故近两千年以来，始终是历代医家辨证论治的典范。

[思政元素]

脚踏实地，躬身钻研；责任担当，文化自信。

[思政切入点]

1.脚踏实地，躬身钻研。《黄帝内经》《难经》《神农本草经》《伤寒杂病论》的问世，共同标志着中医药理论的形成和确立，通过对四大中医经典著作的介绍，引导学生认识到传承中医需脚踏实地，躬身钻研。从学习中医古籍的经典著作着手，深入理解，传承创新，为中医的生生不息尽一份力。

-77-

医学课程思政百例

2. 责任担当，文化自信。通过分析中医四大经典的主要内容及对后世国内外的影响，增强学生的文化自信；立大志，引导学生树立传承中医的历史使命感和责任感。

案例 29　孝子知医朱丹溪

[课程名称]　中国医学史

[案例叙述]

朱震亨（1281—1358），字彦修，元代著名医学家。婺州义乌（今浙江义乌）人，因世居丹溪，故被尊称为"丹溪翁"。朱震亨出身书香门第，自幼聪敏好学，能够"日记千言"，又善作诗赋，受到长辈们的喜爱。他的童年是在兵乱和饥寒中度过的。9 岁那年，家中因为兵乱被洗劫一空，14 岁那年，父亲不幸去世，朱震亨在逆境中成长，造就了他坚韧、豁达的性格。在朱震亨 30 岁那年，母亲患了"脾病"，请医生诊治，众位医生竟然束手无策。从这时起，朱震亨开始潜心研读《素问》等医书。经过数年的刻苦学习，他对医理有所领悟，终于用药调养好了母亲的疾患。

母亲病愈后，朱震亨师从著名理学家许谦学习理学，成为许谦的得意门生。在此期间，朱震亨两次参加科举考试，但都失利了。为了学医，朱震亨云游四方，"渡浙江，走吴中，出宛陵，抵南徐，达建业"，却没有拜访到名师。后来，他听说武林（杭州）罗知悌是金代名医刘完素的再传弟子，又通晓张从正、李杲的学说，就慕名前往拜师。"蒙叱骂者五七次，趑趄三阅月，始得降接""日拱立于其门，大风雨不移"，朱震亨的虔诚使罗知悌深受感动。据《丹溪翁传》记载，由于朱震亨医学基础好，罗知悌"授以刘、张、李诸书，为之敷扬三家之旨而一断于经""每日有求医者来，必令其（丹溪）诊视脉状回禀，罗但卧听口授"，罗知悌还在临证诊治中对朱震亨进行指导。朱震亨潜心思索老师的治法，颇有领悟。1327年的夏秋之际，罗知悌去世。朱丹溪安葬了老师，回到义乌。

[思政元素]

敬畏生命，感恩奉献。

[思政切入点]

敬畏生命，感恩奉献。朱震亨因母亲患了"脾病"，群医竟然束手无策，遂立志学医。朱震亨潜心研读《素问》等医书，经过数年研习，终于医治好母亲的疾患。朱震亨的学医之路可以很好地诠释"孝子知医"的中国传统文化。朱震亨的求医之路告示学生追求学问，不仅仅需要虔诚的态度，更要有最坚定的意志，尊师重教。学成之后更要有"一日为师，终身为父"的感恩之心。

案例 30　事必躬亲李时珍

[课程名称]　中国医学史

[案例叙述]

李时珍（1518—1593），字东璧，号濒湖山人，湖北蕲州人。出身世医之家，年轻时科考 3 次落第，遂致力于医药。他不仅精研医学，对史学、哲学、文字学、训诂学也有较高造诣，尤其对药物名称、药性、药效、炮制、药物资源均有深研。李时珍历 27 年艰辛努力，三易其稿，从嘉靖三十一年（1552）到万历六年（1578），撰成《本草纲目》52 卷。

李时珍"书考八百余家"，认真总结前人经验，系统进行文献整理。同时，他躬身实践，足迹遍及湖北、河北、河南、江西、安徽等地，虚心向药农、野老、樵夫、猎人、渔民请教，跋山涉水，亲自采访和考察，补充了许多新的药物资料。《本草纲目》附药图 1122 幅，药方 11096 首，是我国集明以前本草之大成者。书中创立先进的药物分类法，按"物以类从，目随纲举"的原则，以部为纲，以类为目，将药物依自然属性归纳，基本原则是"从微至巨""从贱至贵"，即从无机到有机、从低等到高等，建立古代先进的药物分类体系；详细记述药物知识，包括名称、产地、品种、形态、修制、性味、功效、主治等；载有翔实的自然科学资料，涉及人体生理、病理、疾病、卫生预防，以及与药物形态、生态环境密切相关的自然科学知识，包括了植物学、动物学、矿物学、物理学、农学及天文学、气象学等领域的知识，它不仅是一本药物学宝典，也是一本世界级博物学百科全书。纂书过程中，李时珍批判服石长生不死的谬论，对后世医家用药用方影响深远。

[思政元素]

传承创新，不断进取；严谨求实，事必躬亲。

[思政切入点]

1.传承创新，不断进取。《本草纲目》之前的本草学的著作如《神农本草经》创立的是三品分类方法，陶弘景的《本草经集注》创立的是按药物自然属性分类的方法，唐代的《新修本草》沿用了药物的自然属性分类方法。李时珍编写《本草纲目》时，在总结前人经验的基础上，首创按"物以类从，目随纲举"的原则，以部为纲，以类为目，将药物依自然属性归纳，基本原则是"从微至巨""从贱至贵"，即从无机到有机、从低等到高等，建立古代先进的药物分类体系。案例中李时珍这一精神值得后世学医者学习。纂书过程中，李时珍批判服石长生不死的谬论，为学生树立了要用批判性眼光去继承、传扬中医的榜样，教导学生不能盲从古籍、盲目推崇、全盘接受、不辨精华糟粕、一味唯古师尊、泥古不化。

2.严谨求实，事必躬亲。李时珍"书考八百余家"，认真总结前人经验，系统进行文献整理。他躬身实践，足迹遍及全国，亲自采访和考察，补充许多新的药物资料，历27年艰辛努力著成《本草纲目》，引导学生应当穷其一生的时间和精力研读中医古籍，方能真正传承和发展中医，担起传承中医、发展中医的使命。

案例 31　创新名家刘完素

[课程名称]　中医各家学说

[案例叙述]

刘完素，字守真，生活于 1110～1200 年，金代河间人，后人称他为刘河间。刘完素对火热病证详加阐发，提出了脏腑六气病机说、玄府气液说、亢害承制说等理论，为金元时期各家学术争鸣开启了良好的开端，为"金元四大家"之首。

刘完素生活的河间地区正是金人进攻中原时的主要战场之一。当时天灾横行，疫病蔓延，疾病丛生，时医多沿袭宋时《太平惠民和剂局方》（简称"《局方》"）中的用药习惯，滥用《局方》中辛热香燥药物，忽视医理，延误病情。刘完素极不满意当时朝廷要求使用《局方》又不可随意加减的规定，坚持辨证施治，酌情发挥。他仔细研究了《黄帝内经》中关于热病的论述，提出了使用寒凉药物来治疗传染性热病的主张，疗效惊人，被世人称为"寒凉派"。刘完素认为处方用药要因人而异，应视病人的身体状况、所处的环境和疾病的实际情况来选择用药，不可一成不变。

刘完素的创新，首先来自他对《黄帝内经》的学习，"披阅《素问》一书，朝勤夕思，手不释卷，三五年间，废寝忘食"，且擅长推陈出新，他笔耕不辍直至八十高龄，写成《素问玄机原病式》《黄帝素问宣明论方》《素问病机气宜保命集》《伤寒直格》

医学课程思政百例

等传世之作。他把《黄帝内经》中运气学说和病机十九条结合起来加以发挥，提出了"六气皆能化火"，突出了火热病机在"气化"理论及"亢害承制"理论中的创新，丰富了《伤寒论》在热病治法上的内容。他所提出的在表以辛凉散之，在里以承气泻之，表里同病以防风通圣、凉膈散解之的三联疗法，成为仲景治法的延伸、变通和补充，赢得了后世"实为大变仲景之法者"的赞誉。

[思政元素]

敢为人先，进取创新。

[思政切入点]

敢为人先，进取创新。案例中的刘完素，反对呆板套用古方，反对滥用《局方》燥热之剂，根据《黄帝内经》旨意，结合北方环境气候特点及百姓饮食醇厚、体质强悍的特性，倡导伤寒火热病机理论，主寒凉攻邪，创制了不少治疗伤寒病的方剂，活人无数，对后世中医学各学派尤其是温病学说有所启发。以此为切入点，引导学生思考，求学路上需保有科学批判精神，敢为人先，不断进取。

案例 32　发明归经张元素

[课程名称]　中医各家学说

[案例叙述]

张元素，字洁古，易州人，中医易水学派的创始人，也是"金元四大家"之一李杲的老师。张元素的生活年代稍晚于刘完素。张元素学古而不拘古，曾说：运气不齐，古今异轨，古方新病，不相能也。意思是说，时代、气候和患病体质等情况不同，病情均有所变化，不能完全按过去的处方用药，需要辨证论治。在这种思想的指导下，他继承了前人经验，活学活用，结合自己数十年的临床实践，不断总结，有了新的建树。

张元素重视脏腑辨证，在系统整理和归纳前人经验的基础上，总结出药物归经理论和引经报使说。他认为，不同的药物对于不同脏腑的效用之所以不同，是因为其各归于某一经，因此了解药物的归经，就可以掌握其药效特点。如泻火药中，黄连泻心火，黄芩泻肺火，白芍泻肝火，知母泻肾火，木通泻小肠火，黄芩又泻大肠火，石膏泻胃火。若柴胡泻三焦火，必佐以黄芩，用柴胡泻肝火，必佐之以黄连，泻胆火亦同。如果归经不同，无的放矢，很难取得预期的效果。归经理论的发明，是对中药学理论的重大发展，它阐述了不同的药物在临床上取得不同疗效的道理，这既是很好的临床经验总结，又为辨证施治、遣药处方提供了中药效用的理论依据，推动了中药学的发展。在归经学说理论

-85-

医学课程思政百例

的启示下，张元素又提出引经报使之说，如羌活为手足太阳引经药，升麻为手足阳明引经药，柴胡为少阳、厥阴引经药，独活为足少阴引经药等。他认为这些药物配伍于方剂之中，可以引诸药归于某经某脏腑，加强方剂的精准效用，这一观点现已被广泛应用于方剂学，对临床有着积极的意义。

［思政元素］

求真求实，传承创新。

［思政切入点］

求真求实，传承创新。易水学派开山鼻祖张元素在系统整理和归纳前人经验的基础上，首次提出药物归经、引经报使理论，创新性地发展了中药药性理论，对后世本草学和中药学的发展产生了深远影响。经过数百年的传承与发展，中药归经理论日臻完善，成为药性理论不可或缺的重要组成部分。通过此案例，引导学生反思，求学路上需保持敢为人先，不断进取的精神。

案例 33　左右归丸张介宾

[课程名称]　中医各家学说

[案例叙述]

张介宾，明代著名医家，温补学派代表人物。在金元之后，许多时医继承刘河间、朱丹溪之说，株守成方，滥用寒凉攻伐，造成很多流弊。张介宾学医之初对朱震亨的学术思想颇为推崇。随着学识经验的增长，他逐渐产生了疑问，他说："予自初年尝读朱丹溪'阳有余阴不足论'，未尝不服其高见，自吾渐立以来，则疑信相半矣，又自不惑以来，则始知其大谬矣"，因此张介宾创新学说，提出新观点"阳非有余，真阴不足"。

张介宾之前的医家，如同样是温补学派著名医家薛己，常用张仲景八味地黄丸以益火，用钱乙六味地黄丸以壮水，治疗相应疾病，多收奇效。但张介宾认为传统的六味地黄丸、八味肾气丸在补力方面仍有不足之处。他认为六味丸中，茯苓、泽泻都属泻药，"真阴既虚，则不宜再泻"，如果用了茯苓、泽泻，就会造成渗利太过，未免减去补力。因此，张介宾去掉六味地黄丸中的"三泻"（泽泻、茯苓、丹皮），加入枸杞、龟甲胶、牛膝，以加强滋补肾阴之力；再加入鹿角胶、菟丝子温润之品补阳益阴，阳中求阴，即张介宾所谓："善补阴者，必于阳中求阴，则阴得阳升而泉源不竭"。同理，右归丸减去了金匮肾气丸中的"三泻"，保留熟地黄、山药、山茱萸三味补阴之药，合补阳之附子、肉桂，

-87-

医学课程思政百例

方中有肉桂、附子、菟丝子、杜仲、鹿角胶以温补肾阳，又有熟地黄、山茱萸、枸杞子、当归以滋阴，体现了"善补阳者，必欲阴中求阳，则阳得阴助而生化无穷"之义。

[思政元素]

脚踏实地，躬身实践。

[思政切入点]

脚踏实地，躬身实践。案例中张介宾创新学说，提出新观点"阳非有余，真阴不足"，并改良传统的六味地黄丸、八味肾气丸，创制了左、右归丸，体现了"善补阳者，必欲阴中求阳，则阳得阴助而生化无穷"之义。通过此案例，引导学生学习张介宾在求学路上勇于进取、敢于质疑的科学批判精神。

案例 34　勇于创新叶天士

[课程名称]　中医各家学说

[案例叙述]

叶天士（1666—1745），名桂，字天士，号香岩，别号南阳先生。江苏吴县（今江苏苏州）人，清代著名医学家，"温病四大家"之一。叶家世代业医，叶天士自幼耳濡目染，亦有志于此道，少时即受家学。叶天士擅长治疗时疫和痧痘等证，是中国最早发现猩红热的人。他在温病学上的成就突出，首创卫、气、营、血辨证大纲，为温病的辨证论治开辟了新途径，被尊为温病学派的代表，是温病学的奠基人之一。

叶天士所取得的成就与创新，一方面是从古医籍中的学习继承，另一方面，源于他虚怀若谷、善学他人长处。叶天士信守"三人行必有我师"的古训，只要比自己高明的医生，他都愿意行弟子礼拜之为师，一听到某位医生有专长，就欣然而往，必待学成后始归。从 12 岁到 18 岁，他先后拜过师的名医就有 17人，其中包括周扬俊、王子接等著名医家，无怪后人称其"师门深广"。

当时山东有位姓刘的名医擅长针术，叶天士想去学但没人介绍。一天，那位名医的外甥赵某因为舅舅治不好他的病来找叶天士。叶天士专心诊治，几剂药就治好了。赵某很感激，同意介绍叶天士改名换姓去拜他舅舅为师。叶天士在那里虚心谨慎地学习。一天，有人抬来一个昏迷的孕妇。刘医生诊脉后推辞不治。叶天士仔细观察，发现孕妇是胎儿不能转胞，痛得不省人事，就取针在孕妇脐下刺了一下，叫人马上抬回家去，到家后胎儿果然产下。刘医生很惊奇，详加询问才知道这个徒弟原来是大名鼎鼎的叶天士，心中很感动，就把自己的针灸医术全部传授给了他。

叶天士临终前警戒他的儿子们："医可为而不可为，必天资敏悟，读万卷书，而后可借术济世。不然，鲜有不杀人者，是以药饵为刀刃也。吾死，子孙慎勿轻言医。"这是一个对自己言行极其负责的仁者之言，显示出他在医学乃至人生哲理的追求上所达到的境界。

[思政元素]

严谨治学，济世救人。

[思政切入点]

严谨治学，济世救人。叶天士能取得成就，是因为他严谨的治学精神，学习古籍，博览群书，他说"学问无穷，读书不可轻量也"，有"无日不读书"之说；此外，只要有一长于己者，即俯身求教，以之为师。在此案例中，学生可以学习叶天士在学业上孜孜以求、勤奋治学的态度和行为，在临床实践上，师古而不泥古，灵活变通前人成法，勇于创新。

案例 35　辨伪

［课程名称］　中医文献学

［案例叙述］

文献学上的辨伪，是对古代文献本身进行科学考察，以区别其真伪，从而确定其价值的一门学问。文献辨伪主要还是就伪书而言。中国古代因历史原因，伪书的情况在古籍中是普遍存在的。宋代《朱子语类》中说："天下多少是伪书！开眼看得透，自无多书可读。"明代胡应麟在《少室山房笔丛·四部正讹》中言："余读秦汉诸古书，核其伪几十七矣。"清人张之洞也说："一分真伪，而古书去其半。"可见，前代学者在读书过程中就已经意识到伪书问题的严重性。

梁启超先生曾在清华国学研究院系统讲授辨伪学，其弟子将笔记整理后以《古书真伪及其年代》出版，迄今仍是这一领域具有很高价值的学术专著。书中一开始就说：书籍有假，各国所同，不只中国为然。文化发达愈久，好古的心事愈强，代远年湮，自然有许多后人伪造古书以应当时的需要，这也许是人类的通性，免不了的。史学有史学的伪书，佛学有佛学的伪书，文学有文学的伪书，到处都可以遇见。由于伪书的普遍存在，所以辨析伪书成为学者们重视的学问。梁启超在《中国近三百年学术史》里说过这样的话：中国旧学，十有九是书本上学问，而中国伪书又极多，所以辨伪书为整理旧学里头很重要的一件事。

-91-

医学课程思政百例

在辨伪书方面，历代积累有很多成果。明清时期，不仅在具体的古书辨伪方面取得了巨大成绩，还总结出了辨伪的科学方法。如明代学者胡应麟，不仅从事辨伪书的具体实践，而且从原则方法高度加以归纳概括，在《四部正讹》中提出辨伪八法：核之《七略》以观其源，核之群志以观其绪，核之并世之言以观其称，核之异世之言以观其述，核之文以观其体，核之事以观其时，核之撰者以观其托，核之传者以观其人。这八法对近代的古书辨伪理论有很大的启发。近代以来，在辨伪方面，通过前人学术的科学总结，整理形成了一套更为完整的理论体系，其中梁启超被认为是近代以来古书辨伪方面理论建树最为突出的学者，他系统分析了历代伪书出现的原因及辨伪的一般原则，在《中国近三百年学术史》《中国历史研究法》，尤其是《古书真伪及其年代》中有详细论述。

[思政元素]

严谨求实，学术诚信。

[思政切入点]

严谨求实，学术诚信。从中国最早的目录学著作《汉书·艺文志》切入，引导学生发现书中"依托"或"疑依托"等注，理解两千多年前古人已经具有的疑古精神与实事求是的科学态度，再从梁启超先生弟子将其笔记整理后出版的《古书真伪及其年代》切入，分析书中的辨伪与疑古精神，让学生更深刻地认识到中国人素有疑古精神与实事求是的科学态度，我们应该继续传承这种严谨求实的精神，树立学术诚信。

-92-

案例 36 大医巧思

[课程名称] 中医文献学

[案例叙述]

名医费兰泉行医时,三十多岁的陈夫人来看病,自述膈中时不时有疼痛之感,疼痛时像针扎一般,不痛时也没什么事,吃饭、大小便都正常,但人日渐消瘦。费兰泉分析病情认为,膈以上空旷的区域,有形质的物体难以停留,如果是寒食闭塞,吃饭不可能正常,既然吃饭都正常,不应该一天天瘦下来,如果是寒气入侵经络,不应该像针扎一样痛。所以费兰泉认为患者是食管里有寄生虫,而食管在人体较高的地方,简单地用杀虫剂是不能杀死寄生虫,如果用末药,又怕堵住食管,影响饮食,因此他决定用涌吐的方法试试。

费兰泉冥思苦想整整三天,终于想出一个有效的涌吐方法。他先让病人用美味的鱼肉下饭,吃到最饱,再用雄黄、花椒、藜芦等研成细末,调成汤让病人喝下并用鸡毛在喉咙里搅动催吐,吐完再搅动喉咙催吐,反复三次,病人胃里的食物全都吐出来了。病人吐出来半桶水谷痰涎,用清水淘净,发现有二十几条寄生虫。

[思政元素]

敢于实践,大医精诚。

医学课程思政百例

[思政切入点]

敢于实践，大医精诚。以孟河名医费兰泉在从医过程中巧思催吐为切入点，给学生们树立了一代名医敢于实践、心系百姓的生动形象，引导学生感悟为医者需有面对病情不墨守成规，勇于创新，敢于实践，解病患之困的医者仁心。

案例 37　辑佚

[课程名称]　中医文献学

[案例叙述]

冰弱龄慕道，夙好养生。幸遇真经，式为龟镜。而世本纰缪，篇目重叠，前后不伦，文义悬隔，施行不易，披会亦难，岁月既淹，袭以成弊。或一篇重出，而别立二名；或两论并吞，而都为一目；或问答未已，别树篇题；或脱简不书，而云世阙；重《经合》而冠《针服》，并《方宜》而为《咳篇》，隔《虚实》而为《逆从》，合《经络》而为《论要》，节《皮部》为《经络》，退《至教》以《先针》，诸如此流，不可胜数。且将升岱岳，非径奚为，欲诣扶桑，无舟莫适。乃精勤博访，而并有其人。历十二年，方臻理要，询谋得失，深遂夙心。时于先生郭子斋堂，受得先师张公秘本，文字昭晰，义理环周，一以参详，群疑冰释。恐散于末学，绝彼师资，因而撰注，用传不朽，兼旧藏之卷，合八十一篇二十四卷，勒成一部。冀乎究尾明首，寻注会经，开发童蒙，宣扬至理而已。

其中简脱文断，义不相接者，搜求经论所有，迁移以补其处。篇目坠缺，指事不明者，量其意趣，加字以昭其义。篇论吞并，义不相涉，阙漏名目者，区分事类，别目以冠篇首。君臣请问，礼仪乖失者，考校尊卑，增益以光其意。错简碎文，前后重叠者，详其指趣，削去繁杂，以存其要。辞理秘密，难粗论述者，别撰《玄珠》，以陈其道。凡所加字，皆朱书其文，使今古必分，字不杂糅。庶厥昭彰圣旨，敷畅玄言，有如列宿高悬，奎张不乱，深泉净滢，鳞介咸分，君臣无夭枉之期，夷夏有延龄之望。俾工徒勿误，学者唯明，至道流行，徽音累属，千载之后，方知大圣之慈惠无穷。

[思政元素]

严谨求实，弘扬文明。

[思政切入点]

严谨求实，弘扬文明。从王冰收集整理亡佚的中医经典古籍《黄帝内经》谈起，《黄帝内经》的成书在上古以前，但是现在已经不可见到。从现存的《素问》《灵枢》及其余以"黄帝"命名的书籍中，可辑佚部分内容，证明《黄帝内经》及《汉书·艺文志》所记载的三十三本中医古书存在的真实性。由此让学生坚定文化自信，有自豪感，严谨认真地对待丢失的古书，从而主动去传播和弘扬文明。

案例 38　典藏

[课程名称]　中医文献学

[案例叙述]

典藏是指将重要的文献、典籍收存起来。现在很多经典文集得以现存于世，离不开一代代中华儿女为守护经典而做出的努力。典藏的故事很多，下面主要介绍 3 个故事。

1.国立北平图书馆藏书的转移。20 世纪 30 年代的国立北平图书馆，藏品之精，数量之丰，冠于全国，集中了我国历朝藏书的精华。战事将至，为避日军洗劫，部分珍贵馆藏辗转运往上海、南京等地。

2.“文献保存同志会”对江南沦陷区藏书、家藏书的秘密收购。1937 年年底，长江下游地区开始陆续沦陷，江南藏书受到全世界各方势力的觊觎，珍贵古籍大量流失。恐江南典籍自此而尽，郑振铎、张寿镛、何炳松等仁人志士秘密成立“文献保存同志会”，保存中华文化，挽救中华民族文脉。

3.杭州文澜阁《四库全书》的抗战苦旅。文澜阁《四库全书》被誉为“东南瑰宝”，是浙江图书馆的镇馆之宝，它们享受着全馆最舒适的环境，存放在天然樟木制成的书箱里，环境的温度湿度常年维持在一个最适宜的数值，但就在几十年前，这些稀世珍宝也曾有过一段长达 8 年又 11 个月、行程 2000 多千米的流浪生活。此书现存浙江省图书馆，是清乾隆时期南三阁本《四库

-97-

全书》硕果仅存的一支。

[思政元素]

文化自信，家国情怀。

[思政切入点]

文化自信，家国情怀。从民国时期藏书人士通过转移来保护古籍，体现出我国古籍文献与民族文化一脉相承的关系，让学生对我国的古籍产生文化自信，树立起民族文化自信心与自豪感，唤起学生爱护保护古籍的心意，培养热爱祖国宝贵遗产的家国情怀，为传承民族文化尽一份力。

案例 39 校勘

[课程名称] 中医文献学

[案例叙述]

校勘的目的是恢复作者原稿的本来面貌。古代不仅有政府组织的大规模校勘活动，许多学者个人也会对书籍进行校勘。清代史学家王鸣盛曾说"欲读书必先精校书"，这是因为古代书籍在每一次传抄和刊刻的过程中都会发生新的错误。即使印刷术发明后，刊刻图书之前虽会对底本进行校勘，但在刊刻过程中仍然会发生纰漏。因此，对古人来说，校勘是读书的基本功之一，如果读书时不注意校勘，就很容易犯错，甚至闹出笑话。

陆游在《老学庵笔记》中曾经记载过一件趣事，宋代有一个教官根据《周易》出考题云："乾为金，坤又为金，何也？"考生不明其义，追究下来才发现这位教官根据的是文字有错误的麻沙本《周易》。正确的《周易》文字应当是"坤为釜"，"金"字和"釜"字在字形上很接近，容易看错或写错。这位教官没有读到正确的版本，自己又不注意校勘，才犯了这样的错误。麻沙位于现在的福建省南平市建阳区，在宋代以书籍刊刻出版闻名，古人将麻沙地区刊刻的书籍称为"麻沙本"。麻沙本价格低廉且销售广泛，读书人较易获得，但是由于成本控制而缺乏认真的校勘，导致许多麻沙本书籍中错误频出，此类书籍若不加以校勘，就会误导读书人。

[思政元素]

科学严谨，精益求精。

[思政切入点]

科学严谨，精益求精。从做校勘工作的要求谈起，最重要的一点，就是要有严肃正确的态度，一定要谨慎从事，慎而又慎。因为校勘图书的目的是恢复图书本来面目，而不是替前人改文章。所以需要我们养成一种严谨的工作态度，从而推导到生活中，教给我们一种严谨的做人做事态度。

案例 40 《黄帝内经》中的骨科

[课程名称] 中医骨伤经典名篇选读

[案例叙述]

《素问·上古天真论》记载了女子"四七，筋骨坚，发长极，身体盛壮"，男子"三八，肾气平均，筋骨劲强，故真牙生而长极；四八，筋骨隆盛，肌肉满壮……七八，肝气衰，筋不能动"相关论述，叙述了男女的生理变化规律，强调肾气的盛衰对人体生长发育过程和生殖过程方面的重要作用，提出的肾主骨、肝主筋的论述，是中医骨伤理论的基础。

《素问·阴阳应象大论》论述了"寒伤形，热伤气。气伤痛，形伤肿。故先痛而后肿者，气伤形也；先肿而后痛者，形伤气也"。其中"气伤痛，形伤肿"的相关论述，成为后世骨科软组织损伤中辨别伤气或伤血的主要依据。《素问·脉要精微论》论述了"腰者肾之府，转摇不能，肾将惫矣。膝者筋之府，屈伸不能，行则偻附，筋将惫矣。骨者髓之府，不能久立，行则振掉，骨将惫矣。得强则生，失强则死"等骨科基础理论方面的相关经典论述，为后世中医骨科的发展奠定了理论基础。《素问·逆调论》论述了骨痹的成因是"是人者，素肾气盛，以水为事，太阳气衰，肾脂枯不长，一水不能胜两火，肾者水也，而生于骨，肾不生则髓不能满，故寒甚至骨也"为现今强直性脊柱炎、类风湿关节炎等临床诊治提供了理论依据。

-101-

[思政元素]

文化自信，中医自信；传承经典，创新发展。

[思政切入点]

1.文化自信，中医自信。作为"医家之宗"的《黄帝内经》是中医学的活水源头，是中医临床各科的基础，涵盖了中医生理学、病因病机学、诊断学、治则学、养生学、方剂学等内容。根据《灵枢·肠胃》记载，人的大小肠长度与食管长度的比例为35∶1，而近代解剖测得的比例为37∶1，说明古人曾经通过解剖来认识人体内脏结构，其对人体的认识远早于西方医学。《黄帝内经》内容丰富而深邃，体现了中华文化的内核。通过案例，学生能够体会中医文化历久弥新，有了文化自信，就有了中医自信。

2.传承经典，创新发展。传承中医需先从中医经典著作着手，结合临床增进了解，再创建新的医学理论及学术流派。中医骨伤以其"简、便、廉、验"的特色，在中华民族繁衍生息的历史中占有重要地位，中医骨伤古医籍中所蕴含的中医骨伤方药、手法、正骨技术等，都需要医学生研读，通过案例可提高学生基础理论修养及阅读骨伤古医籍的自信心。

案例 41 治未病

[课程名称] 中医骨伤经典名篇选读

[案例叙述]

《黄帝八十一难经》，简称《难经》或《八十一难》，是继《黄帝内经》之后的又一部中医理论性的著作，成书年代大约在东汉。《难经》书名，首见于东汉张仲景的《伤寒杂病论》自序。清代徐大椿《医学源流论》认为《难经》共讨论了81个问题，其中1～22难论脉学，23～29难论经络，30～47难论脏腑，48～61难论疾病，62～68难论腧穴，69～81难论针法。全书内容简要，辨析精微，尤其对脉学有详悉而精当的论述，诊法以"独取寸口"为主。

"难曰：经言上工治未病，中工治已病者，何谓也？然，所谓治未病者，见肝之病，则知肝当传之与脾，故先实其脾气，无令得受肝之邪，故曰治未病焉。中工者，见肝之病，不晓相传，但一心治肝，故曰治已病也。"其中"未病"的概念有三层含义。其一为未患病的健康状态——"平人"，源自《黄帝内经》，即"阴平阳秘"之人，个体不仅没有疾病，且内在脏腑气血功能有序，心身机能协调。因此，"未病"中包括健康者。其二为邪伏而未发病的状态，即"未病之病"，这里的"未病之病"者，不是一般意义上理解的"平人"，而是潜在的、有可能生病的未病之人。其三为已病状态下的"未病"，身体已经有了疾病，但或

-103-

"病虽未发"，征兆已见；或仅停留在某一脏（某一阶段），并未累及下一阶段（他病未发）。"治未病"更是一种理念，一种关于养生、摄生的理念，未病之病讲摄生，欲病之病讲防发展，已病之病讲防传变，治愈之人讲防复。

[思政元素]

文化自信，中医自信；传承经典，创新发展。

[思政切入点]

1. 文化自信，中医自信。作为中医四大经典之一的《难经》是中医理论性的著作。中医药是中华民族的瑰宝，其"简、便、廉、验"的特点经受了几千年治病救人历史的检验。中医药以古代朴素唯物主义和辩证法作为哲学基础，道法自然、天人合一，阴阳平衡、调和致中，以人为本、悬壶济世，这些都是关乎生命的学问，蕴含着天人合一、心向内求、形神兼顾、以人为本、以正为本等理念，这些都是中国传统文化及中医文化的核心内涵。研读案例后，可以增强学生传承中国文化的自信，增强努力研习中医的决心和信心。

2. 传承经典，创新发展。黄帝告雷公以十全，《周礼·医师》亦言十全为上；《灵枢》言上工十全其九，中工十全其七，下工十全其六；岐伯言上工救病于萌芽，下工救其已成、救其已败。孙思邈在《备急千金要方》卷首首论《大医精诚》，认为医学是"至精至微之事"，学医之人必须"博极医源，精勤不倦"，同时具备"精""诚"，方可称之为大医，努力做到上工。鼓励学生孜孜以求、迎难而上，体会学医是活到老学到老的事情。

案例 42 麻沸神方

[课程名称] 中医骨伤经典名篇选读

[案例叙述]

华佗（约 145—208），字元化，一名旉，沛国谯县（今安徽亳州）人，东汉末年著名医学家。华佗与董奉、张仲景并称为"建安三神医"，少时曾在外游学，行医足迹遍及安徽、河南、山东、江苏等地，钻研医术而不求仕途。他医术全面，尤其擅长外科，精于手术，华佗被后人称为"外科圣手""外科鼻祖"，《三国志》《后汉书》中均有华佗相关医学故事的记载。

在唐代专门的骨伤科专著出现之前，中医骨科的相关内容都是在中医外科的著作中的。《华佗神方》，亦名《华佗神医秘传》，该书共 22 卷，收载伤科方 38 首，外科方 170 余首。华佗医术全面，早在 1700 多年前，应用麻沸散进行全身麻醉剂，施行腹部外科手术，倡导医疗保健体操五禽戏等。《华佗神方》记载了麻醉药，开了麻醉后手术的先河，比欧洲要早 1000 多年。据记载，华佗麻沸散神方专治病人腹中癥结，或成龟蛇鸟兽之类，各药不效，必须割破小腹，将前物取出。或脑内生虫，必须劈开头脑，将虫取出，则头风自去。服此能令人麻醉，忽忽不知人事，任人劈破，不知痛痒。方如下：羊踯躅三钱，茉莉花根一钱，当归一两，菖蒲三分。水煎服一碗。这种全身麻醉手术，在中国医学史上是空前的，在世界医学史上也是罕见的创举。

医学课程思政百例

虽然后世与华佗相关的著作大多亡佚，但他在民间的知名度深入人心，后人常用"神医华佗"来称呼他，后世民众常以"华佗再世""元化重生"称誉有杰出医术的医师。

[思政元素]

开拓创新，敢为人先。

[思政切入点]

开拓创新，敢为人先。华佗是中国历史上第一位创造外科手术的专家，也是世界上首位发明麻醉剂"麻沸散"、发明用针灸医病的医者。"麻沸散"为外科医学的开拓和发展开创了新的研究领域，华佗在总结前人经验的基础上，发明了酒服麻沸散的麻醉术，正式用于医学，从而大大提高了外科手术的技术和疗效，扩大了手术治疗的范围，这种开拓创新、敢为人先的精神，是中医后辈继承和发展中医不可或缺的，通过讲述"麻沸散"历史应用过程，激发学生传承中医、发展中医的使命担当。确切担起"以医济世"的社会责任感和价值观。

-106-

案例 43　少林秘笈珍玉散

[课程名称]　中医骨伤经典名篇选读

[案例叙述]

《少林武功医宗秘笈》是少林寺历代高僧所珍藏秘传武功医术丰富资料与宝贵经验之汇总，是中国武术界、医学界等诸多学者共同研究，精选唐、明、清等各代少林武功、医宗汇编而成。医书方面有《少林秘方集》《少林古方秘抄》《五官主疾阐微》《少林伤科秘传》《海上奇方》等。

珍玉散是书中明珠，其应用案例引人入胜。明代中期，提督僧智正同两名弟子赴西凉，途经长安遇歹徒十二人拦道行凶，智正自卫，歹徒战不过而偷使暗器，一弟子当场亡命，一弟子昏厥，智正想起自藏珍玉散立灌一钱半，即醒。又用止血散敷其伤处，片刻神振登程。这个故事简明扼要地论述了珍玉散的应用及其疗效。《少林武功医宗秘笈》第九卷所属第十一章之少林寺秘方选集记述珍玉散主治：珍玉散治伤后昏晕、不省人事；珍玉散治不省人事，嘴眼歪斜，抽搐中风，伤后昏晕诸症。明天麻、羌活、防风、制南星、白芷各五钱，白附子一钱，共为末。每服三分，用黄酒送下甚效。如昏迷甚者可服至三分，立刻苏醒。珍玉散组方与陈实功《外科正宗》中的"玉真散"相同，二方同治嘴角歪斜、抽搐等症，古医家大都用来治疗破伤风，如"华佗治破伤风神方"，"南星、防风、白芷、天麻、白附子、羌活。上等分

-107-

为末，每服二钱，热酒一盅调服。更敷伤处。牙紧反张者，每服三钱，热童便调服。虽内有瘀血者，亦愈。若已昏死，苟心腹尚温者，连进三服，亦可保全"。但少林方的应用还包含治不省人事与伤后昏眩两个方面。珍玉散源起较早，在流传过程中，有多个版本，至陈实功《外科正宗》，其方剂组成基本确定。后世受其启发，用化痰药治疗神经系统疾病，也见于宁波陆氏伤科"琥珀镇静汤"治疗脑内伤后昏迷，不省人事。当代医者沿用玉真散等祛风痰药为主，治疗脊髓型颈椎病上下肢肌群肌张力亢进、麻木的症状，经临床应用疗效显著。

[思政元素]

传承经典，创新发展。

[思政切入点]

传承经典，创新发展。少林多姿多彩之气功健身疗疾，历代高僧珍藏秘传之丰富验方，结合超绝凡俗的武技功夫，或养生延寿，或济苦活人，案例给予学生一个慈悲普济佛心与武功医德相结合的中医传承典范。中医历代古籍中常有药物组成一样，但方名不一样的一类方剂；亦有方名一样，但是药物组成不一样，功效不同的方剂。如何正确辨别这类方剂，发现其中的异同点，需要学医者在传承经典的基础上，善于分析研究这一类方在配伍上的特点，在临床中反复实践，总结归纳这类方剂的临床应用特点，传承后人。

案例 44　仙授秘方蔺道人

[课程名称]　中医骨伤经典名篇选读

[案例叙述]

《仙授理伤续断秘方》，原名《理伤续断方》，为伤科著作，唐代蔺道人撰于会昌年间，是我国现存最早的一部骨伤科专著。全书扼要而科学地总结了唐以前理伤经验之大成，全书1卷，首论医治整理补接次第口诀，次论方论、后论又治伤损方论，列方45首（方名46首）用药160多种。书中对骨伤科疾患的处理，既重视手法整复，又重视内服、外敷等药物疗法。其所创"七步内治伤损法"，实即辨证用药法，为骨伤科辨证、立法、处方、用药奠定了基础。其中用活血化瘀之剂大活血丸、小红丸、大红丸等祛瘀生新、活血止痛，颇合临床施治规律。另外，常用正骨药中记载的活血止痛药，如草乌、乳香、没药、血竭、地龙等，也一直为骨伤科临床所习用。

《仙授理伤续断秘方》医治整理补接次第口诀中载有："一、煎水洗。二、相度损处。三、拔伸。四、或用力收入骨。五、捺正。六、用黑龙散通。七、用风流散填疮。八、夹缚。九、服药。十、再洗。十一、再用黑龙散通。十二、或再用风流散填疮口。十三、再夹缚。十四、仍前用服药治之。"其详细规范了开放性骨折的治疗原则和基本步骤，前九法是清创复位外固定法，后五法是换药法。蔺道人强调首先要进行清创，然后才能进行整复、敷药、固定及内服药等，这些观点与现代理伤基本原则不谋而合，说明在唐代伤科治疗体系已初步形成，所载骨折复位后用杉木皮衬垫夹缚固定的方法，为后世小夹板固定的应用奠定了基础。在对开放性骨折的处理方面，建立了清创扩创、整复固定、填塞缝合、内外用药的步骤和方法，特别强调无菌操作，以免感染。

本书的整复骨折方法则介绍了切开复位法及相度(手摸心会)、拔伸(拔伸牵引)、搏捺与捺正(端挤提按)等整复法，还具体介绍了前臂骨折、肋骨骨折和颅骨骨折的整复手法。书中所载治疗肩关节脱位的"椅背复位法"，对后世也有相当影响，元代危亦林的"架梯复位法"，以及目前临床用于陈旧性关节脱臼的"改良危氏法"，均从此发展而来。蔺氏重视小夹板固定及"动静结合"的治疗原则，对后世理伤手法的发展具有较大影响，主张早期复位，并首次记载一个月以后自然愈合的生理现象。

[思政元素]

开拓创新，敢为人先；传承经典，创新发展。

[思政切入点]

1.开拓创新，敢为人先。蔺道人是一位很有学识的僧人，精于骨伤理论和医疗技术。他曾在江西宜春县（现宜春市）钟村隐名埋术，过着隐居的生活。因治好彭姓老者儿子的骨折，医名大振，求者日众。蔺氏即将自己的医疗技术和整骨书籍毫无保留地传授给彭姓老者，自己则另寻能够静处的环境安度晚年去了。正因为如此，人们将蔺道人的传书《理伤续断方》改名为《仙授理伤续断秘方》。通过此案例体现了医者仁心。

2.传承经典，创新发展。蔺氏的学术思想源于《黄帝内经》和《难经》，以气血学说为立论依据，继承了葛洪，以及《备急千金要方》和《外台秘要》等骨科方面的学术成就而有所创新。他第一次倡导和规定了骨折脱臼等损伤的治疗常规，介绍了正骨手法的14个步骤、方法和方药，并论述了处理损伤、关节脱臼，以及伤科常用的止血、手术复位、牵引、扩创填塞、缝合等具体操作技术，这是伤科外固定技术上的重大改革，实为后世小夹板固定的渊源。通过此案例显示了中医传承经典、创新发展的重要性。

案例 45 医学圣手张仲景

[课程名称] 伤寒论

[案例叙述]

张仲景是我国一代名医，被后人尊称为"医圣"，其所著的《伤寒杂病论》是我国第一部理法方药完备、理论联系实际的临床著作，是中医药学术发展史上具有辉煌成就与重要价值的一部经典著作。《伤寒论》这部医书融理、法、方、药于一体，开辨证论治之先河，形成了独特的中国医学诊治体系，长期以来一直有效地指导着历代医家的临床实践，对于推动后世医学的发展起了巨大作用。自晋代以来，历代医家都十分重视对《伤寒论》的学习与研究，称其为"启万世之法程，诚医门之圣书"。

张仲景约出生于 150 年，是东汉南阳郡涅阳县人。他所处的时代有两个特点。一是战争连年不断，生产力遭到了破坏，人们颠沛流离，生活条件恶劣，传染病容易暴发。二是天灾不断，仲景在世的约 70 年间，仅史书上有记载的大型自然灾害就有 22 起，有涝灾、旱灾、雹灾、风灾、火灾、地震、海啸、泥石流等，几乎所有的自然灾害在当时都出现过。所谓"大兵之后，必有大疫；大灾之后，必有大疫"，长期的战争和天灾，终于使得一场严重的瘟疫在东汉末年暴发。

张仲景的《伤寒卒病论集》云："余宗族素多，向余二百，建安纪年以来，犹未十稔，其死亡者三分有二，伤寒十居七。"可见，张仲景当时有一个很大的家族，曾经有过两百口人，但是不到十年的时间，就死了三分之二，其中十分之七都是死于伤寒，而且前来看病的百姓症状相似，多是感染伤寒而亡。大医精诚，泽被苍生。张仲景作为一名医者，看到了自己族人一个个病故，非常难过。同时他也深深感受到了伤寒的危害，于是他发奋图强，钻研治疗。

为了研究诊治伤寒病的方法，张仲景"勤求古训，博采众方"，其中有《素问》《九卷》《八十一难》《胎胪药录》《阴阳大论》等，他深入研讨古代医学典籍，广泛收集防治疾病的方药。

相传，有个病人来找张仲景求医问药。病人发热、怕冷，身上还一阵一阵出汗，脉是浮的，仲景尝试着使用了桂枝、芍药、甘草、大枣、生姜等药物，病人拿药回去之后就杳无音信，张仲景以为这次又没有治好。结果过几天病人上门来感谢他，说自己病已经好了，仲景很高兴，详细询问了他喝药之后的状况，记录了患者的症状、药物、用量、服法，给这个方子取名叫"桂枝汤"。

有些病人发热了两三天才来找张仲景看病，仲景想到《黄帝内经》里的记录，说"伤寒一日，巨阳受之……二日阳明受之……三日少阳受之"，也就是说，伤寒病第一天在太阳，第二天到阳明，第三天就到少阳了，可病人来的时候怕冷、鼻塞、出汗，还有点脖子痛，后背拘急疼痛，没有任何阳明和少阳的症状，仲景有点迷惑了。他想，这和《黄帝内经》说的不一样啊，看来经典也不都是正确的，不能墨守经典记载，需要在临床中活学活用。

就这样，在这艰难求索的过程中，张仲景充分结合了前人和自身的经验，集前人之大成，揽四代之精华，写出了不朽的医学名著《伤寒杂病论》。

[思政元素]

医乃仁术，救死扶伤；精勤不倦，博采众方。

[思政切入点]

1.医乃仁术，救死扶伤。"感往昔之沦丧，伤横夭之莫救"，为先前家族的沦落丧亡、为意外早死的人不能救治而感慨伤心，这是古代文人习医、业医的根本原因和最大的动力。古医家们把对病人的义务和对整个社会的义务有机结合起来，以救治天下为己任。此案例让学生深刻了解"医乃仁术"的文化内涵，培养学生"以医济世"的社会责任感和价值观。

2.精勤不倦，博采众方。医圣张仲景的成才之道"勤求古训，博采众方"，也是医圣对所有业医者的谆谆教诲，通过仲景的习医经历为刚刚踏上学医之路的学生指明治学门径，即医者需要认真学习、刻苦钻研，广泛汲取各家医方、现代医学成果，结合实际的病例，灵活运用，方能造福百姓。

案例 46　最美逆行吴又可

[课程名称]　温病学

[案例叙述]

吴又可，中医温病学说的奠基人，创立戾气学说及独特的治疗瘟疫的原则，其所著《温疫论》是中国医学史上第一部疫病学和温病学专著。早在细菌及其他致病微生物被人类发现之前约200年，吴又可对疫病的主要特点就进行了细致分析和描述，突破性地提出了温疫治法不同于伤寒，对邪气的性质、入侵的途径、侵犯的部位、传染力的强弱、传变的方式、具体的治法都有明确的阐述。《温疫论》的问世，标志着温病学说的形成，为中医理论大厦添砖加瓦。

崇祯十四年（1641年）夏季，明王朝已是风雨飘摇，春夏间又一次暴发了一场大瘟疫。这场瘟疫带着战场上的血腥从北方向南方而来，席卷了山西、南北直隶、山东、江苏、浙江等地，其势迅速蔓延，势不可挡。江苏吴县一带，一巷百余家，无一家仅免，一门数十口，无一口仅存，其惨象让人不忍目睹。更有甚者，家里的鸡鸭牛羊等禽畜也都悉数死亡。仅仅几个月时间，赤地千里，尸横遍野，死者不计其数。《崇祯实录》记："京师大疫，死亡日以万计。"明代人口因此锐减。侥幸存活者，也早已如惊弓之鸟，四散逃亡。

吴又可和师父一同去前线为患者治疗。然而病证刚出现时，吴又可和师父却得出不同结论。师父认为只是伤寒，吴又可则认为是瘟疫。面对和师父相悖的结论，吴又可没有选择直接听从，而是一身布衣，悬铃举旗走访于百姓家中，去掌握第一手情况。在走访的过程中，吴又可发现了病邪通过空气飞尘传播，也就是"疬气"。在亲历各地的疫情，积累了大量第一手资料后，吴又可大胆提出了"疬气"致病的观点。瘟疫与伤寒表面相似实则大不相同，"夫瘟疫之为病，非风非寒，非暑非湿，乃天地间别有一种异气所感"，即是一种无形之邪经口鼻传入人体所致，这才是产生瘟疫的根源。吴又可认为戾气自口鼻侵入人体之后，首先是伏于膜原，在半表半里之间，即《黄帝内经》所谓横连膜原是也，创制达原饮以疏利膜原，溃散邪气，疗效显著。刘松峰言达原饮"为治瘟疫之仙方"。

1644年，李自成大顺军入主北京，崇祯皇帝自尽，明朝灭亡。接着，多尔衮进入北京，清朝入主中原。也是在这一年，吴又可把自己毕生治疗瘟疫的经验和体会写成了《温疫论》一书，这是中国历史上第一部关于传染病研究的专著，是中医发展上的一次重大突破，开创了我国传染病学研究的先河，在世界传染病学史上也是一个伟大的创举。在书中，吴又可严厉批判了当时医家不知辨证而墨守《伤寒论》方治疗温疫的错误，并惋惜当时的患者，"不死于病，乃死于医，不死于医，乃死于圣经之遗亡也"。

《温疫论》为后世的诸多疫病防治指明了方向。2003年，严重急性呼吸综合征肆虐全球，在世界各国对此顽虐之病都束手无策时，达原饮这张《温疫论》中的名方，再一次闪现出了耀眼的光芒。

-116-

[思政元素]

开拓创新，敢为人先；医者仁心，最美逆行。

[思政切入点]

1. 开拓创新，敢为人先。吴又可在救治瘟疫的过程中，发现使用传统治疗伤寒的方法无效，于是敢于质疑"医圣"理法，另辟蹊径，从"异气"伤人入手，从"开达膜原"立法，终于开辟中医学治疗瘟疫类疾病的新途径。

2. 医者仁心，最美逆行。面对触之即发、九死一生的疫情，吴又可敢于深入疫区，静心穷理，格其所感之气，所入之门，所抵之处，与夫传变之体，并平日所用历验方法，详述于书中，正是这种不畏艰难、泽被苍生的精神，使得吴又可获得丰富的一线治疫经验，从而写出《温疫论》一书。

案例 47　清肺排毒汤

[课程名称]　伤寒论、金匮要略

[案例叙述]

在抗击新型冠状病毒感染的过程中，以"三药三方"为代表的中医药发挥了重大的作用，而其中清肺排毒汤无疑是最广为人知的。这张名方从何而来？它背后又有哪些故事呢？

2019 年岁末，新型冠状病毒感染席卷而来。面对这场突如其来的新发传染病，在没有疫苗、没有特效药的情况下，有着几千年抗击疫病经验的中医药挺身而出，冲在了一线。2020 年 1 月 24 日，农历除夕，由中国科学院院士、中国中医科学院广安门医院仝小林教授，广东省中医院副院长张忠德，中国中医科学院西苑医院呼吸科主任医师苗青及首都医科大学附属北京中医医院呼吸科主任王玉光等中医专家带队的中医医疗团队奔赴武汉，深入一线，诊疗了大量新型冠状病毒感染患者，在分析疫情、病情、环境等因素后，他们发现，这场疫情与既往的严重急性呼吸综合征、甲型流感等传染病有较大的不同，大多患者表现为寒湿偏盛的症状，以恶寒、发热、头痛、身痛等为主，舌体普遍淡胖或暗淡、胖大，舌苔白厚腻。基于大量的一线调研数据，仝小林院士果断提出，此次疫情应属于中医"寒湿疫"的范畴，治疗应以宣肺化湿为基本原则。

与此同时，身在北京的众多中医专家也在紧锣密鼓地开会研讨，分析疾病的核心病机，讨论适合大量患者群体治疗的"通治方"。在广泛征集中医专家建议的基础上，一张以"医圣"张仲景《伤寒杂病论》中麻杏石甘汤、射干麻黄汤、小柴胡汤和五苓散四个经典方为基础化裁的清肺排毒汤作为中医药诊疗新型冠状病毒感染的方案，投入临床应用。

2020年1月27日，国家中医药管理局紧急启动"中医药防治新冠肺炎有效方剂临床筛选研究"专项，首批在山西、河北、黑龙江、陕西4省开展清肺排毒汤救治确诊患者的临床观察。6天的临床观察结果显示使用清肺排毒汤的214例患者，总有效率达90%以上。其中，60%以上患者症状和影像学表现改善明显。2020年2月6日，国家卫生健康委员会办公厅与国家中医药管理局办公室联合发布关于推荐在中西医结合救治新型冠状病毒感染的肺炎中使用"清肺排毒汤"的通知，将清肺排毒汤在全国进行推广使用，均取得了良好的临床疗效。

自我国向全世界公布清肺排毒汤的处方和用法之后，一些国家也借鉴中国经验用于临床救治。韩国医学协会于2020年对2324名新型冠状病毒感染患者使用中草药情况进行了调查，发现在治疗发热时首次使用比例排第一的是中国的清肺排毒汤。调查结果显示，清肺排毒汤有效改善了患者临床症状。

2023年4月4日，据国家中医药管理局消息，清肺排毒汤的中药制剂"清肺排毒颗粒"在加拿大获批非处方药上市，成为我国首个进入发达国家市场的抗疫中药。这标志着中医药在走向世界的道路上又迈出一大步，圆了几代中医药人的梦。加拿大卫生部在我国已批准的清肺排毒颗粒所有适应证基础上，根据相关研究成果，增加批准了"用于流行性感冒上述症状者"的新适应

-119-

证，使其应用范围更广。

传承近两千年的中医经典《伤寒杂病论》，不仅再次护佑中华民族战胜了疫情，更进一步引领中医走向世界，书写着新时代中医守正创新的精彩篇章！

[**思政元素**]

守正创新，敢为人先；勇于担当，泽被苍生。

[**思政切入点**]

1. 守正创新，敢为人先。面对突如其来的新型冠状病毒感染，我国的中医专家团队和广大中医工作者，在没有特效药的情况下，守正创新，敢为人先，在中医经典名方的基础上，结合本次疫情患者的具体临床特征，创制清肺排毒汤等三方，产生了卓著的临床疗效。

2. 勇于担当，泽被苍生。在抗击新型冠状病毒感染疫过程中，广大医务人员白衣执甲，逆行出征，在抗击疫情的第一线守护生命，勇于担当，最终取得了抗击疫情的重大胜利。

案例 48　经典中的煎煮法

[课程名称]　伤寒论、金匮要略

[案例叙述]

在《伤寒论》第 12 条桂枝汤的方后，仲景写下了一段长达 156 字的方后注，在这段文字中，仲景详细叙述了桂枝汤中药材的处理方法、药物的煎煮方法、服用方法、服药后的善后及饮食禁忌，可谓是事无巨细，不厌其烦。由于当时书写工具的限制，一部《伤寒杂病论》，仲景在行文上极为简练，后人称之为"言简意博"，却唯独在这段方后注里如此不惜笔墨地详细叮嘱，这又是为什么呢？

在一千八百多年前的东汉末年，一场瘟疫席卷了华夏大地，在这场瘟疫中，仲景勤求博采，积累了大量诊治疫病的经验和方剂，挽救无数黎民于疫病之中。在仲景诊治的众多患者中，有一位患者给他留下了非常深刻的印象。

那是一个初冬的傍晚，仲景吃完简单的晚饭，正要整理他当天诊治的病案，突然门外传来了一阵嘈杂的脚步声，"仲景先生！仲景先生！快来救救我们家孩子啊！"仲景赶忙起身打开了房门，门口站着的是一位衣衫褴褛的青年，他说："仲景先生，我家孩子怕是伤了寒，全身热得烫手，您快去救救他吧！"仲景一听，赶忙回到屋中，背了药箱就跟着出门了。他步履匆匆地走到村东头张家，仲景一见到年轻母亲怀里抱着的孩子，就连忙给孩

-121-

子诊病。经过询问，得知上午他们抱着孩子去地里干活，曾路过一户办丧事的人家，这户人家的几口人都因为伤寒病去世了。结果下午回来孩子就开始发烧，到了傍晚，身上的热度越来越高。仲景给孩子诊了脉，发现脉象虽浮，但相对和缓，并不拘紧，孩子身上也潮润润的有些汗，但是孩子蜷缩在襁褓里，看起来很怕冷的样子。于是仲景给他们抓了两剂桂枝汤，让他们抓紧煎好，给孩子趁热服下。

次日一早，那青年又急匆匆地敲门。他满面悲戚地说："先生，我家孩子昨夜吃了您的药，身上微微出了点汗，我们看他发了汗，身上温度稍微退了些，就想再给他巩固一下，于是又给他吃了一次药，结果到了后半夜，这孩子就一直汗出不止，手脚都冷了。""快带我去看看孩子！"仲景打断青年的话，拎起药箱便准备出门。仲景发现虽然孩子手足不温，脉象偏弱，但是重按起来脉搏还有些力量，于是又抓了一剂桂枝加附子汤，详细交代了煎服方法和服药禁忌才离开。

在回家的路上，仲景想，昨天就是因为走得太匆忙，没有详细交待服药方法和注意事项，才会导致这么严重的后果。当晚，仲景结束了一天的诊务，顾不得休息，便让弟子拿出一把竹简，尽可能详细地描述了桂枝汤的煎服法、服药之后可能的表现和药后的注意事项。写完之后，他跟弟子讲："我们给人治病，除了开药之外，也一定要详细地交待服药方法和各种注意事项，有的时候，药开对了，但是病人服药方法不对，这病也治不好啊！你们将来做医生，一定要牢记这点！面对病人，要耐心地告诉他们这些药物要怎么煎煮，怎么服用，吃药的时候都有哪些禁忌……"

其实，在《伤寒论》和《金匮要略》中，除了第 12 条之外，还有许多方药后仲景也专门论述了煎服法，例如小柴胡汤要求去滓重煎，大承气汤后的得下余勿服，百合地黄汤后的中病，勿更服，大便当如漆。这些点点滴滴的叮咛嘱咐，都是仲景对患者的拳拳仁心，也是对我们后学的谆谆教诲。

[思政元素]

医者仁心，关爱患者。

[思政切入点]

医者仁心，关爱患者。在诊疗过程中，除了四诊合参，详细辨证之外，还需要我们重视医患沟通，给患者嘱咐服药方法、饮食宜忌，除此之外，也需要给患者更多的人文关怀，例如必要的倾听和鼓励、安慰等。

医学课程思政百例

案例 49 千年光辉抗疫史

[课程名称] 温病学、伤寒论

[案例叙述]

人类从诞生之日起，就开始了与各类传染病的斗争。自有文字记载以来，我国至少有 3000 年以上的抗击疫病历史。从公元前 243 年"天下疫"开始，至 1949 年止，中华民族经历大疫 500 余次，在这漫长的历史长河里，中医药参与了每一次与瘟疫的斗争，庇佑着中华民族的健康与繁衍。相比历史上西方每一次瘟疫的暴发动辄导致 1/3 甚至 1/2 人口的损失，数千年来我国人口基本保持平稳增长，清代人口更是大幅增长。中医药对中华民族的繁衍昌盛功不可没。在中医史上，每一次医学理论的重大突破，往往都伴随着疫病的发生，可以说一部中医史，便是一部中医药抗御疫病的历史，在这部历史中，正是历代中医人不断探索，敢于创新的精神，推动着中医药的发展，守护着中华儿女的健康。

东汉末年，中原大疫。在曹植的《说疫气》中记载："家家有僵尸之痛，室室有号泣之哀。""医圣"张仲景亲身经历了这场可怕的大疫，在《伤寒论》序中，仲景说："余宗族素多，向余二百。建安纪年以来，犹未十稔，其死亡者三分有二，伤寒十居其七。"面对这场大疫，仲景"勤求古训，博采众方"，在《素问·热论》关于外感病传变的基础上，结合临床实践，著就了《伤寒杂病论》这部煌煌经典，构建了外感病六经辨证的诊

-124-

治体系，奠定了中医学辨证论治的基础，极大地推动了中医学的发展。

金元之际，蒙古军围困汴京，五六十日间，汴京大疫，"为饮食劳倦所伤而殁者，将百万人"。金元名医李东垣睹此人间惨剧，悉心推求病因，力辟时医之误，指出此次大疫并非单纯的"伤寒"，而是在脾胃内伤的基础上感受时邪而致，于是写出《内外伤辨惑论》《脾胃论》诸书，提出了从脾胃内伤论治热病的新范式。

明末，在频繁的战乱中，"崇祯辛巳（1641年），疫气流行，山东、浙省、南北直隶，感者尤多，至五六月益甚，或至阖门传染"，当时的医家大多以伤寒法治之，而疗效甚差，"未尝见其不殆也"。面对如此严峻的状况，吴又可慨然提出"夫瘟疫之为病，非风非寒，非暑非湿，乃天地间别有一种异气所感"的全新观点，并提出了以达原饮、三消饮为代表的一系列新方，开创了温疫学派这个有别于仲景的治疗外感疫病的学派。

清初，随着经济的发展，人口的增加，以及疾病谱的改变，江南地区出现了一系列与伤寒不同的外感病，这些疾病的起病及表现为温热或湿热之证，同时在传变上，往往首先侵袭上焦肺。面对这些不同于既往的疾病，江南医家叶天士、薛生白等人积极探索，著述了《温热论》《湿热病篇》等医学著作，推动了温病学派的形成。至乾隆癸丑岁（1793年），北京地区瘟疫流行，吴鞠通感于其时病患"死于世俗之手者，不可胜数"，而"采辑历代名贤著述，去其驳杂，取其精微，间附己意"，而著成《温病条辨》一书，使温病学派逐渐形成。

纵观中华民族数千年的繁衍与发展历程，大大小小的疫病其实从未远离人类，在历代应战疫病的过程中，先贤医家开拓进取，不断创新，使中医形成了一整套系统且独特的理论和实践体系。中华人民共和国成立以来，在乙脑、流脑、流行性出血热、严重急性呼吸综合征、甲流、新型冠状病毒感染等流行性传染性疾病的防治中，中医药均发挥了重要的作用，护佑着中华民族不断前行。而这些医家和他们的医著，也如同一座座灯塔，照亮了中医前行的方向。

[思政元素]

文化自信，专业自信；敢于质疑，勇于探索。

[思政切入点]

1. 文化自信，专业自信。在现代医学诞生之前的漫长历史中，中医药以其独特的理论体系和确切的临床疗效抗御了无数次瘟疫的侵袭，守护着中华民族的健康与繁衍。在当今我们更要有坚定的文化自信和专业自信，守正创新，发展中医药。

2. 敢于质疑，勇于探索。在古代中医一次次抗御瘟疫的临床实践中，他们根据每一次疾病的具体特点，不断探索疾病的治疗方法，在这个过程中，他们敢于质疑前人经典，敢于不断开创新说，这种科学精神值得我们继承。

案例 50　紫雪丹

[课程名称]　温病学

[案例叙述]

在杭州历史文化街区大井巷，有一座围城式的晚清徽式建筑群，这里就是曾经享誉天下的江南最大药府——胡庆余堂。这座恢宏的建筑是由胡雪岩于 1874 年创建的。那辉煌的大厅，精美的雕刻，以及处处悬挂的"戒欺""真不二价"等牌匾，处处流露出厚重的中国传统医药文化古韵，也见证着传统中医药人的信念与仁心。

"紫雪丹"是温病"凉开三宝"之一，该方由犀角（今以水牛角代替）、羚羊角、麝香、沉香等多味名贵中药制作而成，具有清热开窍，息风止痉的作用，是温病临床一味重要的急救药物。该方首载于唐代医学名著《外台秘要》，其后历代医家都非常重视此药，在温病学名著《温病条辨》中，吴鞠通也收载了"紫雪"这张名方。

江南地区气候溽热，温热类疾病多发。尤其是夏季，暑热炽盛，暑热邪气侵袭人体，更容易内陷心包，引动肝风，而出现窍闭神昏，动风痉厥等危重症，"紫雪"对这类疾病有着非常确切的疗效，因此成为当时许多医家必备的药物。但是，当时很多药铺制作的紫雪临床疗效并不理想，有些患者发生高热痉厥之后服用紫雪，并没有很快地减轻症状，阻断疾病的进展，依然有一些

-127-

患者病情逐渐加重，甚至死亡。

胡庆余堂成立之初，胡雪岩便意识到"紫雪"这味成药对保护江南百姓身体健康的重要作用，于是组织药工，根据古籍记载试制"紫雪"。然而，由于紫雪在制作过程中，有着严格的炮制要求和繁复的工艺，几次试制下来，他们便遇到了难题。胡雪岩发现虽然投入了大量名贵道地药材，但是制作出的紫雪与其他药号所出售的一样，药效依然不够理想，颜色也与古籍的记载有些不同。

胡雪岩随即召集杭州诸多名医、药工，共同探讨改进方法。然众名医也面面相觑，没有什么好的办法。此时一位已做了60余年中药的叶姓老药工献策可以用金铲银锅试试。原来，制作紫雪的最后一步，需要使用朱砂和麝香两味中药，按照古方的制作要求，此时不能使用铜铁器皿制作。大家发现，当时炼制药品时使用的锅铲多为铜铁制品，而紫雪中的这味朱砂，遇到铜铁制品容易发生化学反应，使药效受到影响。可是专门打造一套金铲银锅，又要耗费极大的成本。正在大家心有疑虑的时候，胡雪岩却毅然拍板："为了药效，不惜工本，立即打制。"于是他们请来能工巧匠，铸成了一套金铲银锅，专门用于制作紫雪。

更换了制药器皿之后，胡雪岩发现，新制的紫雪果然如古籍记载的"成霜雪紫色"一样，在临床应用之后，疗效也显著提高了。虽然制作成本大大提高，但是出于医乃仁术的初心，为了更多需要的患者能用得起紫雪，胡庆余堂的紫雪价格不增一文，依然按照原价出售。在传承至今的《浙杭胡庆余堂雪记丸散全集》中记载着：紫雪丹可用于治疗"烦热发斑，阳狂叫走，毒瘴昏倒，痧胀切痛，一切虫毒、药毒以及小儿惊痫痧痘，火毒内闭等症，此丹能泻诸经之火，以滋肾水，则火泻而结自散也，服之而其效立见"。

如今，这套金铲银锅已被列为国家一级文物，作为"镇馆之宝"陈列于胡庆余堂中药博物馆中，也被誉为"中华药业第一国宝"。所谓"修合无人见，存心有天知"，这套金铲银锅承载着胡雪岩在"修制务精"上的良苦用心和敬业精神，也传承着中医药人的诚信戒欺与医者仁心。

[思政元素]

勤求古训，勇于探索；诚信戒欺，医者仁心。

[思政切入点]

1.勤求古训，勇于探索。胡雪岩在试制紫雪的过程中，针对疗效不尽人意的问题，召集专业药师，勤求古籍，勇于探索，最终成功制成了疗效卓著的紫雪。

2.诚信戒欺，医者仁心。在制作紫雪的过程中，为了保证最佳的疗效，胡雪岩不惜投入真金白银打造制药器皿；为了让百姓能用得起优质的紫雪，又坚持不涨价，始终原价销售。

医学课程思政百例

案例 51 诺贝尔奖与嗅觉机制的发现

[课程名称] 系统解剖学

[案例叙述]

2004 年诺贝尔生理学或医学奖授予了美国的两位神经科学家理查德·阿克塞尔和琳达·巴克，以表彰两人在气味受体和嗅觉系统组织方式研究中做出的贡献。他们通过开拓性工作，从分子水平到细胞结构水平，清楚地阐明了嗅觉系统是如何运作的，揭示了人类嗅觉系统的奥秘。诺贝尔基金会表示，把大奖颁发给这两位科学家，是因为他们发现了包含 1000 个不同基因组成的基因大家族，使我们能理解人类为什么能感受到春天紫丁香的香气，并在任何时候都能提取出这种嗅觉上的记忆。

理查德·阿克塞尔和琳达·巴克一直在努力找出人类嗅觉和味觉的秘密，当理查德·阿克塞尔得知自己荣获了 2004 年度诺贝尔生理学或医学奖后，他说："真是太神奇了，我觉得无上荣光！"当有人问他是否想过有一天自己也会获得诺贝尔奖时，理查德坦率地说："没有，这是我做梦也没敢想的事。我一心想的只有自己所做的科学研究，没想过会获得诺贝尔奖。"

理查德·阿克塞尔和琳达·巴克的完美合作，为他们赢得了全世界的尊敬。他们取得了成功，很多人对他们成功的秘密很感兴趣。理查德·阿克塞尔认为，保证科学研究成功的关键因素在于深入细致、耐心与合作。就如他们从事人类嗅觉基因作用机理

-130-

的研究一样，这一科研的成功取决于很多人的努力。他们就是在实验室里营造出合作的氛围，使得科研人员喜欢在实验室钻研，在广泛交流碰撞之中激发科研思想的火花。

［思政元素］

团结协作，躬身科研；开拓创新，锐意进取。

［思政切入点］

1.团结协作，躬身科研。理查德·阿克塞尔和琳达·巴克在嗅觉和气味受体方面的合作研究有 14 年之久，倘若没有耐心，没有协同合作，也许他们早就放弃了对这份事业的执着追求，更不可能获得 2004 年度诺贝尔生理学或医学奖。

2.开拓创新，锐意进取。理查德·阿克塞尔认为在研究进程中总是有着巨大的快乐，有困难才有快乐，科学研究工作就是去解开一个个的谜，谜就是前进动力。理查德·阿克塞尔希望自己今后能在实验室里付出更大的努力，开拓创新、锐意进取，设法解决更多悬而未决的问题。

案例52 科学史上最著名的失忆者

[**课程名称**] 系统解剖学

[**案例叙述**]

心理学上赫赫有名的"H.M."让心理学家发现了海马体的功能。心理学家为他的名字保密了50多年，直到2008年他去世后才公开他的真名亨利·古斯塔·莫莱森。

亨利小时候是个健康男孩，一次发生车祸后患上了癫痫，到他27岁时，癫痫已经严重到让他什么都做不了的程度，随时可能发作，每周都昏厥好几次。神经外科医生斯科维尔在为他做了各项检查后认为，只要切除一部分致病脑组织，就可以减轻他的症状，于是这位大胆的医生用一根金属吸管吸出了亨利的大部分海马组织及海马周围的部分内侧颞叶组织。手术成功缓解了癫痫的发作，这种大范围切除对亨利的感觉能力、知觉能力、运动能力、智力和个性几乎都没有影响，但使得他从此失去了长时记忆能力，他只记得27岁之前的事情。他在生活中几乎每个方面都表现正常，除了严重的遗忘症，他记不起手术前几年发生的事情，但对很久以前的事情依然记得非常清楚，他能记起童年时的许多事情，却记不住几分钟前发生的事，他似乎在事情一发生时就把这件事情忘记了。

那时候的科学界普遍认为，记忆是广泛分布在大脑中的，不可能只取决于某一个组织或区域。手术后亨利的记忆变化，引起了心理学家的关注。加拿大心理学家米尔纳在对亨利进行了一系列测试之后，于1957年发表了一篇著名的论文，将亨利的遗忘症与他失去的那部分脑组织联系了起来。从此，亨利成为"职业被试者"，科学家、学生、研究者从各地赶来拜访他。每一次他都友好而又带着些许困惑地回答着各种各样的问题。2008年12月亨利在疗养院中去世，他做了55年的"职业被试者"，同时，他的大脑也被保留了下来。2009年12月4日，亨利逝世一周年以后，他的大脑在加州大学圣地亚哥分校被制成了2600多个切片，每片厚70微米。作为一个失忆者，亨利在神经科学史上留下了一段无法被忘记的传奇。

[思政元素]

开拓创新，敢为人先；敬畏生命，感恩奉献。

[思政切入点]

1. 开拓创新，敢为人先。人的大脑是人类已知宇宙当中最复杂的事物，我们对大脑的了解还处于初级阶段，我们对它所了解的少之又少。神经外科医生斯科维尔通过切除海马组织缓解亨利癫痫的发作，加拿大心理学家米尔纳将亨利的遗忘症与他失去的那部分脑组织联系起来，从而开启了海马体功能的广泛研究。

2. 敬畏生命，感恩奉献。不可否认亨利·古斯塔·莫莱森从27岁直到逝世，独自一人"成就"了无数对记忆和相关机制的研究课题、出现在了近12000篇论文中，成为神经科学史上最著名的"明星"。他会为能帮助别人而开心，也会为自己的遗忘症而痛苦，他说自己每天都像是大梦初醒不知身在何处。失去记忆能力的感觉于我们普通人来说更像是虚空中的幻想而非可以触摸的真实，然而亨利为我们呈现了这个幻想的真实一面。亨利在神经科学史上的贡献早已无须赘述，但是他在面对严重的遗忘症时所展露的笑容和泪水更加值得我们铭记。科学研究从来不是一蹴而就的，它包含了许多人的无私奉献，甚至为此付出生命。

案例 53 　试管婴儿的对与错

[课程名称] 　系统解剖学

[案例叙述]

"试管婴儿"是伴随体外受精技术发展而来的，最初由英国产科医生帕特里克·斯特普托和生理学家罗伯特·爱德华兹合作研究成功（罗伯特·爱德华兹因此获得 2010 年诺贝尔生理学或医学奖）。"试管婴儿"一诞生就引起了世界科学界的轰动，甚至被称为人类生殖技术的一大创举，也为治疗不孕不育症开辟了新的途径。

"试管婴儿"是指让精子和卵子在体外结合形成受精卵，然后再把它（在体外受精的新的小生命）送回女方的子宫里（胚卵移植术），让其在子宫腔里发育成熟，与正常受孕妇女一样分娩出婴儿。这一技术的产生给那些可以产生正常精子、卵子但由于某些原因无法生育的夫妇带来了福音。世界上第一个试管婴儿路易丝·布朗于 1978 年诞生。此后该项研究发展极为迅速，截至 2021 年，世界各地的试管婴儿总数已超过 800 万。目前，我国能够开展辅助生殖技术的医疗机构已达 500 多家，其中开展第三代试管婴儿的医院有 80 多家，处于世界先进行列。国内试管婴儿技术的发展，给广大不孕不育患者带来了福音，目前，每年出生的试管婴儿已经超过 30 万例，成功率与欧美发达国家水平非常接近。2019 年 4 月北京大学第三医院一个不平凡的小生命降生，之所以说他不平凡是因为他的妈妈郑萌珠是我国大陆首例试管婴儿。由试管婴儿分娩的"试管婴儿二代宝宝"在中国辅助生殖技术发展史上具有里程碑意义，也表明试管婴儿跟我们普通人在生理构造上是完全一样的。

虽然试管婴儿的开展非常普遍，但是也要关注试管婴儿面临的伦理问题。如果是合法夫妻的精子和卵子，则不会有明显的伦理问题。随着社会的发展，出现了很多复杂的情况，比如用丈夫的精子，卵子则用第三人的，或者卵子用妻子的，而精子用第三人的，甚至有精子、卵子及子宫均借用别人的复杂局面。这带来了巨大的伦理挑战，因为这个试管婴儿会有五个父母："遗传学父亲""遗传学母亲""孕育母亲""社会学父亲""社会学母亲"。这种情况，试管婴儿应该如何去认父母，的确很纠结。

此外，试管婴儿有向商业化发展的趋势，有女性会出售自己的卵子，也有的"出租"自己的子宫，但无论是出售卵子还是"出租"子宫，都会有很大的失败风险，反复进行相关手术，给这些女性的身体带来了很大损害。

[思政元素]

开拓创新，仁心仁术；生命伦理，遵守法纪。

[思政切入点]

1. 开拓创新，仁心仁术。自古以来，无论是人类还是其他动物，都是根据自然规律繁衍后代。现在科技革命的发展，让科学家想到能不能利用生物技术帮助在自然生育方面存在障碍的夫妻实现生育的愿望。经过许多次的失败，最终获得成功。这启发我们要敢于尝试，敢于创新，勇于面对挫折。我们医学做的一切最终都是为了人民的健康，此所谓医乃仁术。

2. 生命伦理，遵守法纪。"试管婴儿"是不得已的选择，不到万不得已，不能使用。它有较多的副作用，在穿刺取卵的时候可能会疼痛、出血、损伤脏器，或者大出血，也有可能引起感染。做"试管婴儿"需要经济上、时间上的投入，而且容易失败，此外，有可能引发商业售卖卵子和商业代孕，带来一系列伦理问题。因此，需要我们守住底线。

医学课程思政百例

案例 54　中国肝胆外科之父吴孟超

[课程名称]　系统解剖学

[案例叙述]

2021 年 5 月 22 日，我国著名的肝胆外科专家、中国科学院院士吴孟超先生因病逝世，享年 99 岁。据官方统计，他从医 70 多年，先后完成 16000 多台手术，甚至 96 岁高龄时，依然坚持每周安排 3 台手术，成功救治近 2 万名患者。

吴孟超之所以会选择向肝胆外科领域进军，也得益于他的恩师——裘法祖先生的建议。1954 年，裘法祖来到当时的第二军医大学做兼职教授，吴孟超得遇良师，开启了他与肝胆外科领域的不解之缘。每天，从查房开始，到诊疗、手术，甚至教学、科研，吴孟超都如影随形地跟着裘法祖先生学习。吴孟超的手里始终拿着笔记本，把裘法祖的言行举止一一记录下来，尤其手术时，裘法祖先生的一招一式，比如选刀、用刀、分离、结扎等，以及如何处理各种复杂的情况，吴孟超都做好笔记并反复思考。2 年之后，吴孟超的手术方法已深得裘法祖先生"裘氏刀法"的真传，以精准见长，手术时"不多开一刀，不少缝一针"。成为主治医师后，他向恩师请教，裘法祖鼓励他朝着当时国内几乎一片空白的肝脏外科领域探索。

1958 年，为了快速迈入肝胆外科领域，吴孟超跑遍了上海的每一座图书馆，凡是带"肝"字的书籍都要仔细阅读，最终找到

-138-

了一本宝藏——英文版的《肝脏外科入门》。他如获至宝，立即联合同事，开始夜以继日地翻译，仅用1个多月，就出版了我国第一本肝脏外科的专著。同年，吴孟超又成立"三人研究小组"，专攻肝脏外科。当时，国内的外科手术水平远落后于国际，肝胆外科手术更是风险极高，主要原因是肝脏的血管密集，操作稍有不慎就会引起患者大出血致死。要解决这个难题，就必须制作出肝脏血管的解剖学标本。吴孟超带领小组成员，利用简陋的实验设备，一次又一次地不断尝试，经过4个多月的奋战，终于完成了中国第一具结构完好的肝脏血管灌注标本。后来，他们又精心制作了上百个肝脏标本，通过这种方式，吴孟超透彻了解了肝脏的结构和血管，为肝胆外科手术打下了坚实的基础，并且创造性地提出了"五叶四段"解剖学理论。

1960年，吴孟超亲自主刀完成了中国第一例肝癌切除手术；随后又开创了肝脏外科手术止血方法的先河。他带领团队，一路突飞猛进，创造了多项世界领先的记录：1963年，突破了在"中肝叶"进行手术的禁区；1975年，一刀切出了迄今为止世界上最大的肝海绵状血管瘤，瘤体重达18千克；1976年，率先在上海进行了18万人次的肝癌普查，开展肝癌早期诊治的课题研究；1983年，为4个月大的女婴成功切除了重达600克的肝母细胞瘤。更值得称道的是，吴孟超及其团队将我国的肝癌手术成功率从不到50%提升到98.5%，因此被誉为"中国肝胆外科之父"。

[思政元素]

脚踏实地，躬身科研；大医精诚，泽被苍生。

医学课程思政百例

[思政切入点]

1.脚踏实地，躬身科研。吴孟超先生一直非常重视基础研究，早期翻译书籍、制作标本、提出理论，为他在肝胆外科领域的发展奠定了扎实的基础；后期，吴孟超在上级的支持下，设立了东方肝胆外科医院，院内建设了多个实验室，邀请了多位学者在此开展科研。他常常说："如果搞不明白肝癌的发病机理，就算把肿瘤切除了，也还是会复发。"

2.大医精诚，泽被苍生。吴孟超先生一辈子都把病患的利益摆在首位，为病人减免不必要的开支，甘冒风险救治重症患者。长期持刀手术，导致他的食指弯曲变形，脚趾也发生严重变异，但是只要站上手术台，即便已经97岁高龄，他也坚持完成关键部位的切除再休息。2019年3月15日，吴孟超先生主刀了最后一场手术，历时40多分钟，亲手为患者摘除肿瘤之后，他才放下了手术刀，那天下午，吴孟超先生坐在手术室外，久久不舍离开。

案例 55 一辈子研究一颗"心"

[课程名称] 系统解剖学

[案例叙述]

从 1949 年直到 94 岁高龄因身体健康原因不得不离开临床一线，陈灏珠几十年如一日坚持每周一次例行查房，从事内科医疗、教学和科研工作达 70 余年。

陈灏珠是我国介入性诊断心血管病的奠基人之一，研究冠心病、动脉粥样硬化和与之相关的血液脂质变化的先驱者之一，也是最早研究心脏病流行病学的学者之一。他第一个在国内提出"心肌梗死"这一医学名词，完成国内首例选择性冠状动脉造影手术、首例埋藏式永久性心脏起搏器安置手术，在世界范围内首次使用超大剂量异丙肾上腺素治疗奎尼丁晕厥并取得成功。

1949 年刚参加工作时，陈灏珠是科室最年轻的住院医师。当时的上海中山医院沿袭欧美国家的医生培养制度，要求实习医生 24 小时值班制，要求住院医师 24 小时在医院，不分昼夜处理病人。在医院内设施简陋的集体宿舍里，从实习医生到住院医师，再到主治医师，陈灏珠住了整整 6 年。回忆这段经历时，陈灏珠曾表示，住院医师，顾名思义要住在医院，住在医院能更好地为病人服务，住在医院很辛苦，但这个体系可以让年轻的医生跟病人的关系更密切，能够一天 24 小时为病人服务，看病的发展过程看得很清楚，所以培养的医生质量比较高。

-141-

面对每一位病人，陈灏珠始终遵循"视、触、叩、听"的传统检查方法，一步也不遗漏。曾有记者问他，"现在的检查手段已经那么先进了，为什么您还要坚持做这些老掉牙的步骤？""心电图、超声心动图再先进，也不能代替医生问病史、做检查，因为视、触、叩、听永远是诊断疾病、把握病情的客观依据。更重要的是，病人会在医生问病史、做检查的过程中感受到人性的温暖"，陈灏珠说。他为病人听诊时，永远都会先用手捂热听诊器。当工作人员为他编写传记时，询问是否可以回访他救治过的病人，他总会摇摇头拒绝："这是病人的隐私，不要再让病人回忆起伤痛的经历。他们病治好了，去过他们的生活就好，千万不要去打扰他们。"

陈灏珠不仅是一位心血管病学家，还是一位优秀的医学教育家。据国家心血管病中心信息：陈灏珠从 1949 年起开始担任内科学助教，1957 年担任讲师，1978 年晋升为副教授并定为硕士研究生导师，1980 年被破格晋升为教授，1981 年被定为全国第一批博士研究生导师。在 70 多年的教学生涯中，陈灏珠将一批又一批学生培养成栋梁之材，培养了博士后 3 位、博士 52 位、硕士 24 位，住院医生、进修医生、医学生不计其数。几乎每一位医生的成长过程中，都学习过陈灏珠编写的《实用内科学》。从医以来，陈灏珠发表论文 350 余篇，主编书籍 12 本，参编书籍 30 余本。2019 年，陈灏珠院士被授予中华人民共和国成立 70 周年纪念章。

[思政元素]

严谨创新，大医精诚；言传身教，行为世范；温良恭俭，心怀大爱。

[思政切入点]

1.严谨创新，大医精诚。1954年陈灏珠发表论文，在国内首先提倡用"心肌梗死"的病名来命名这一疾病并沿用至今，成为目前我国心脏病学界公认的诊断称谓。他的科研与创新，为推动我国心血管病介入性诊治技术的发展做出了开拓性贡献。在国内开展第一例埋藏式起搏器的安置术，成功治疗完全性心脏传导阻滞病人。首创使用超大剂量异丙肾上腺素注射抢救奎尼丁晕厥（严重快速室性心律失常）成功，挽救了许多病人的生命。

2.言传身教，行为世范。1949年至2020年，陈灏珠见证了新中国成立以来医学事业的发展与进步，也在从医执教的生涯中，亲自培养了79位学生，包括3位博士后、52位博士研究生、24位硕士研究生。面对每一位病人，陈灏珠始终遵循"视、触、叩、听"的传统检查方法。

3.温良恭俭，心怀大爱。他总说：临床之所以重要，在于可以为病人减轻疾苦；他为病人听诊，永远都会先用手捂热听诊器；当工作人员为他编写传记时，询问是否可以回访他救治过的病人，他总会摇摇头拒绝，为患者保留隐私，让他们过自己的生活，不去打扰他们。

医学课程思政百例

案例 56　医学伉俪的"重逢"

[课程名称]　人体断层影像解剖学

[案例叙述]

2005 年 3 月，云南神经外科奠基人、昆明医科大学第一附属医院神经外科教授李秉权在昆明去世。按照其生前立的遗嘱，其遗体被捐献给昆明医科大学供医学教学使用。

10 年后的冬天，即 2015 年冬，李秉权的妻子、昆明医科大学第二附属医院妇产科教授胡素秋也去世了，遵照其遗愿，其遗体捐献给昆明医科大学。她在遗嘱中称：眼角膜、进口晶体、皮、肝、肾等供给需要的病人，最后再送解剖。

时隔 10 余年，两位老人的骨骼标本"会面"，被一起安置在昆明医科大学生命科学馆入口处的屏风前，他们以一种特殊的方式"重逢"在母校。

他们是云南的传奇伉俪。李秉权是来自腾冲的寒门孤儿，幼年时父母先后因病去世，靠兄嫂三架织布机织布、卖布读到高中毕业，后到昆明投靠同乡、辛亥革命元老李根源，考取云大医学院（昆明医科大学前身）。胡素秋是护国战争名将、曾任云南省代主席胡瑛的千金。中华人民共和国成立后，夫妇二人作为医学人才于 1950 年被聘到云大医学院附属医院工作，成为新中国的首批医师，他们医德高尚、医术精湛，一生献身医学事业。

李秉权教授说："我做了一辈子的医生，死了以后也要拿这身

-144-

'臭皮囊'为医学做一些贡献，学生在我身上练熟后，病人就可以少受些痛苦。我患过脑腔梗、高血压、血管硬化，可以做病理解剖；解剖切完用完之后，再做成一副骨架，供教学使用。"

[思政元素]

敬畏生命，感恩奉献。

[思政切入点]

敬畏生命，感恩奉献。李秉权夫妇一生投入到医学事业，救死扶伤，挽救生命；死后夫妇俩捐出自己遗体给医学生们解剖，供医学生们学习研究，最后还做成骨架供教学使用，无私奉献，让人敬佩。

医学课程思政百例

案例 57　CT 的诞生，医学影像诊断学的一次技术飞跃

[课程名称]　人体断层影像解剖学

[案例叙述]

CT（Computed Tomography），即电子计算机断层扫描。1963年，美国物理学家科马克发现人体不同的组织对 X 线的透过率有所不同，他在研究中还得出了一些计算公式，为后来 CT 的应用奠定了理论基础。1967 年，英国电子工程师亨斯菲尔德也开始了研制一种新技术的工作，他首先研究了模式的识别，然后制作了一台能加强 X 射线放射源的简单扫描装置；1971 年 9 月，亨斯菲尔德又与一位神经放射学家合作，在伦敦郊外的一家医院安装了他设计制造的这种装置，开始了头部检查；同年 10 月医院用它检查了第一个病人，患者在完全清醒的情况下朝天仰卧，X 线管装在患者的上方，绕检查部位转动，同时在患者下方装一计数器，使人体各部位对 X 线吸收的多少反映在计数器上，再经过电子计算机的处理，使人体各部位的图像从荧屏上显示出来。1972年，世界上第一台正式应用于临床的 CT 机诞生，正式宣告了 CT时代的到来。CT 的问世在医学放射界引起了爆炸性轰动，CT可以更好地显示由软组织构成的器官，如脑、脊髓、纵隔、肺、肝、胆、胰及盆部器官等，并在良好的解剖图像背景上显示出病变的影像。

-146-

案例 57 CT 的诞生，医学影像诊断学的一次技术飞跃

1951 年，亨斯菲尔德进入一家电子公司工作，从事计算机领域研究。当一个项目被证明不可行时，他总是会认真思考下一步应该研究什么，甚至在乡间散步时也在想这个问题。思考着思考着，思路慢慢地清晰起来，他在脑子里勾画出了计算机断层图像的概念，要使计算机能识别模式，再通过这些模式能"读"数据和数字，要把这些模式识别和雷达原理结合起来，并建立有关计算方法。经过一段时间的努力，他终于完成了一个发明构思，用 X 射线来多角度产生人体薄片层面透过数据，并用计算机对这些数据进行加工处理，以便最终重建立体图像，他及时将这一发明构思提出了专利申请。

1972 年，亨斯菲尔德采用 CT 技术获得病人的检查图像震惊了医学界。现在，CT 已广泛应用于临床，而且随着工艺水平、计算机技术的发展，CT 也得到了飞速发展。近年来，CT 与 PET（正电子发射断层扫描）相结合的产物 PET/CT 在临床上得到普遍运用，特别是在肿瘤的诊断上具有很高的应用价值。

[思政元素]

脚踏实地，躬身科研；开拓创新，敢为人先。

[思政切入点]

1. 脚踏实地，躬身科研。CT 的现世，是亨利菲尔德多年坚持不懈的成果，更离不开科马克等物理学家研究发现人体不同组织对 X 线的透过率不同并研究出系列计算公式奠定的基础。科学研究道路上，站在巨人肩膀上，持之以恒，定能厚积而薄发。

2. 开拓创新，敢为人先。亨斯菲尔德本来从事计算机领域工

-147-

作，因为他的开拓创新精神，为医学领域特别是医学影像诊断学带来了一次技术革命。

案例 58　默默无闻但永不退缩的"影像人"

[课程名称]　人体断层影像解剖学

[案例叙述]

目前外科领域中的各种微创手术，手术切口微小，术中出血量少，副作用小，病人术后身体恢复迅速，大家一般都会惊叹于外科学的快速发展和外科医生的精湛技术。这其中默默无闻的"影像人"利用现代的医学影像技术在这些微创手术中发挥了很大的作用。以肺癌为例，"影像人"通过 CT 等影像技术检查，可以早期发现肺癌，并且精确地确定肺癌在肺的哪一个肺段，大小、形状，以及有没有转移到淋巴结、骨、脑等处。通过这些影像信息可以帮助外科医生定制详细的手术计划，例如确定是采用传统的肺叶甚至是全肺切除手术还是采取肺段甚至是癌肿切除的微创手术；术后需不需要化疗、放疗等辅助治疗。病人手术的成功与否及病情是否有复发等情况都离不开影像学技术。

新型冠状病毒感染出现的早期，对于一种新型的、传染性极强的传染病，除了病人的临床症状、流行病调查等资料外，影像学在早期诊断中也发挥了极大的作用，很多"影像人"冲在抗疫第一线，积极参与病人的早期诊疗及病情发展中的影像学追踪，从早期病人肺的小斑片到危重病人的大白肺，为临床医生的诊疗提供了极有意义的影像学资料。狭路相逢勇者胜，越是艰险越向前。面对来势汹汹的疫情，他们迎难而上、冲锋在前，记录

医学课程思政百例

精确影像、洞察异常信息，为疫情防控一线的医生提供重要诊断依据。

[思政元素]

默默无闻，勇于承担。

[思政切入点]

默默无闻，勇于承担。面对疫情，默默无闻的"影像人"坚定地冲锋在前，为疫情防控一线的医生提供重要诊断依据，为疫情防控贡献了坚实力量。

案例 59 裘法祖躬身科研、献身外科的一生

[课程名称] 人体断层影像解剖学

[案例叙述]

裘法祖，浙江杭州人，著名医学家，中国现代普通外科的主要开拓者、肝胆外科和器官移植外科的主要创始人和奠基人之一，同时他又是中国晚期血吸虫病外科治疗的开创者。

裘法祖一贯重视科学研究，由他提出并主持或指导的大型外科科研专题胆总管十二指肠吻合术、肝门解剖与肝切除术、肝移植等在国内开展都较早。他主持创建了中国第一个器官移植机构，率先开展器官移植研究。他被认为是外科全才，开创了很多被称为"裘派"的新手术方法，裘法祖改进的手术操作有 20 多种，最经典的有局部麻醉下甲状腺大部切除术、胃大部切除术、门静脉高压症的外科治疗等。他致力于胆道流体力学与胆结石成因的研究。在他的具体领导下，自体外牛胆汁中研制培育出"体外培育牛黄"，被批准为国家一类新药并生产。

20 世纪 50 年代，他开创了晚期血吸虫病外科治疗，为上百万患者开辟生命之路。20 世纪 70 年代，他主持门静脉高压外科治疗，使手术时间缩短了 3 小时，治愈率提高到 80% 以上，这一成果获首届全国科学大会奖。20 世纪 80 年代，他主持创建了中国第一个器官移植机构，率先开展器官移植研究。他主持的肝移植至今保持"手术例数最多"和"存活时间最长"两项全国纪

-151-

医学课程思政百例

录。他改进的胃大部切除手术，胃肠吻合前先缝扎胃黏膜下层血管，使手术后吻合口出血大为减少，改变国外切除胃体积 75% 以上的老规则，切除部分仅稍稍超过 50%，术后病人不会发生小胃症状，溃疡又不会复发，远期效果令人满意。

[思政元素]

脚踏实地，躬身科研。

[思政切入点]

脚踏实地，躬身科研。裘法祖重视科研，工作脚踏实地，很多外科手术他都亲力亲为，开创了很多被称为"裘派"的新手术方法，改进了普通外科手术 20 多种，开创了晚期血吸虫病外科治疗，为上百万患者开辟生命之路。

案例 60　第一个由免疫疗法治愈的肿瘤病人

[课程名称]　组织学与胚胎学

[案例叙述]

1984 年 11 月，美国海军女军人琳达·泰勒因晚期转移性黑色素瘤参加了一项由美国国立癌症研究院（NCI）史蒂夫·罗森伯格博士主持的用白介素 2（IL-2）进行肿瘤免疫治疗的临床试验。在她之前，已有 80 位病人参加试验，没有一人存活。面对癌症的挑战，罗森伯格博士决定大幅度增加剂量。

琳达·泰勒勇敢地克服了种种反应，坚持完成一个月的治疗后出院，病情逐渐稳定直至肿瘤完全消失。奇迹发生了，琳达·泰勒成为第一个由免疫疗法治愈的肿瘤病人，也是现代肿瘤免疫治疗学的一个历史见证人。

1985 年，美国国家肿瘤中心率先将免疫细胞治疗正式列入癌症综合治疗的第四大模式。

2000 年，美国"国际肿瘤生物 / 免疫治疗及基因治疗"年会总结报告中郑重指出：生物治疗是目前已知的唯一一种有望完全消灭癌细胞的治疗手段。

2006 年，日本将免疫细胞疗法纳为常规医疗。

2011 年诺贝尔生理学或医学奖授予了美国、法国和加拿大的三位科学家，以表彰他们在人体免疫系统研究领域所做出的贡献。

2013 年，Science 杂志将肿瘤免疫治疗评选为年度十大科学突破之首，认为免疫治疗将在 10 年时间里成为全球生物医药界最受瞩目的领域。

[思政元素]

坚定自信，勇于挑战；持之以恒，躬身科研。

[思政切入点]

1. 坚定自信，勇于挑战。罗森伯格博士在 80 位病人临床试验失败后，并没有气馁，通过调整治疗方案，最终在琳达·泰勒的治疗上取得成功，并开启了肿瘤免疫疗法新篇章。

2. 持之以恒，躬身科研。肿瘤免疫疗法，从提出设想到临床试验最后被多个国家纳入常规医疗，直至现在仍有很多科学研究工作者在进行肿瘤免疫疗法的探究。现在，在多种肿瘤治疗上均能运用免疫疗法，且取得较好的临床疗效，攻克医学难题，造福人类，所有这一切都离不开一代代医学工作者接续奋发。

案例 61 显微镜的发明

[课程名称] 组织学与胚胎学

[案例叙述]

显微镜是由一个透镜或几个透镜的组合构成的一种光学仪器，它把一个全新的世界呈现在世人眼前，有了显微镜之后，人们不仅可以通过肉眼观看世间百物，还能透过显微镜观看数以千万的微小动植物及世间各物的内部构造。因此，显微镜堪称为人类最伟大的发明之一。

大约公元前 7 世纪，人们发现，将玻璃珠放在太阳底下，能点燃物品取火，但在当时并未被进行系统研究，这种现象也没有和光的折射进行联系。2 世纪，希腊人托勒密开展了对光的折射现象研究，并在他的著作《光学》里对光的折射进行详细论述，这为显微镜的发明提供了光学基础。13 世纪，意大利人开始把透镜用于纠正视力，眼镜开始出现。16 世纪末，荷兰眼镜商人亚斯·詹森与荷兰科学家汉斯·利珀希分别独立用两片透镜（一个凹透镜和一个凸透镜）制作了类似显微镜的放大仪器，但在当时没有用这些仪器做过任何重要观察，因此他们的发明并没有引起世人的重视。此后大约 20 年，伟大的近代科学先驱伽利略把显微镜用于观察昆虫的复眼。1665 年，罗伯特·胡克利用复合式显微镜观察软木木栓组织上的微小气孔，细胞名词就是由此而来的。然而，真正把人们带进微观世界的，是列文虎克。经过不断

医学课程思政百例

练习，他磨制出一片直径只有 3mm 的球形镜片，放大倍数达到了 200 倍，从此打开了微观世界的大门。后来，他继续改良显微镜，开发了多种显微技术，把放大倍数提高到 300 倍。1674 年，列文虎克发现原生动物，9 年后他成为首位发现细菌存在的人，因此，他被认为是首个真正发现微观世界的人。

后来，随着技术的不断进步，相差显微镜、暗视野显微镜、荧光显微镜、共聚焦显微镜，直至电子显微镜等被不断发明，分辨率可达纳米级，甚至可以分辨单层原子排列。尤其在医学领域，显微镜可谓大放异彩。因为显微镜的发明，人们能观察到的结构越来越精细，越来越清晰，人类医学也正式步入现代医学的时代，医疗水平得到大幅提高。随着科技的不断发展，最近还出现了一种超级好玩的"显微镜"，它是一种可与具有拍照功能的手机相连的显微镜模块，贴在手机上，就可以使手机成为分辨率极限为 1 微米的高效显微镜。

[思政元素]

开拓创新，躬身科研；脚踏实地，不断进取。

[思政切入点]

1. 开拓创新，躬身科研。从玻璃珠聚光取火到开始光折射的研究，历时几个世纪；从简易显微镜的问世到列文虎克研制出能观察细胞、细菌的显微镜，历时近百年；现今，有了电子显微镜使得我们能分辨单层原子排列，也有了手机"显微镜"，使得每个人都可以用手机直接探查微观世界的奥秘。以显微镜发明的历程为切入点，展示一代代科学家开拓创新、躬身科研的精神。

-156-

2. 脚踏实地，不断进取。列文虎克一直不断精进磨片技术，磨制出一片直径只有 3mm 的球形镜片，使其放大倍数达到了 200 倍并观察到细胞，但他仍然没有停止研究的脚步，继续不断精进技术，使得显微镜的放大倍数到达 300 倍，成为首次观察到细菌的人。以列文虎克不断精进技术为切入点，展示科学研究道路上的脚踏实地、不断进取精神。

医学课程思政百例

案例 62　胰岛素的发现

[课程名称]　组织学与胚胎学

[案例叙述]

1923 年，诺贝尔奖委员会因为胰岛素的发现，将诺贝尔生理学或医学奖颁给了多伦多大学的班廷和麦克劳德。胰岛素的发现，有一个传奇故事。

1891 年 11 月 14 日，班廷出生在加拿大安大略省。班廷的出身背景和人生经历普通，但努力学习考上了多伦多大学并主修艺术。可是他因从小艺术修养较差而跟不上课程的安排，经历无数次考试成绩不合格的打击之后，他被迫转专业，并最终提交了转学医学院的申请。班廷经历一战后，多方辗转，最终到一所大学担任实验示范教员的工作。1920 年的 10 月 30 日，29 岁的班廷在准备有关胰脏功能和糖代谢的实验课时，因对胰脏方面的知识知之甚少，担心学生提问到细节问题而自己却无法回答，于是开始大量翻阅文献。阅读过程中，班廷了解到在 19 世纪后叶至 20 世纪初许多学者推测糖尿病与胰腺激素有关系，并称该激素为胰岛素，但口服动物胰脏治疗糖尿病无效。于是，他推想，口服动物胰脏后，其中的激素可能在胃中被胰蛋白酶破坏，若结扎动物胰管使产生胰蛋白酶的细胞萎缩而产生胰岛素的细胞不受影响，并将胰腺提取物注射应用，当可生效。1921 年，多伦多大学研究糖代谢的专家麦克劳德教授给班廷提供实验室，并派贝斯特为他

-158-

的助手进行研究。在实验的初始阶段，班廷和贝斯特遭遇了巨大的打击，研究工作几乎毫无进展，了解清楚状况后的麦克劳德教授，当即决定让自己的团队接手后续研究，不久后，团队中擅长生物化学的科利普教授改进了提取、纯化胰岛素的方法，并最终获取了较纯的胰岛素，并为其命名。1922 年利用胰岛素进行第一例临床试验，获得成功。

1923 年，诺贝尔奖授予了班廷和麦克劳德。班廷心中深知贝斯特在胰岛素的发现中发挥了无可替代的重要作用，获诺贝尔奖后，将奖金之半分给贝斯特；麦克劳德亦将奖金之半分给科利普。

[思政元素]

开拓创新，躬身科研；严谨求实，诚实守信。

[思政切入点]

1. 开拓创新，躬身科研。班廷在准备有关胰脏功能和糖代谢的实验课时，因对胰脏方面的知识知之甚少，便开始大量翻阅文献，在文献阅读中了解到，有许多学者推测糖尿病与胰腺激素有关系，但口服动物胰脏治疗糖尿病无效。于是提出推想，认为口服动物胰脏无效可能是胃破坏了胰蛋白酶，并提出设想将胰腺提取物注射应用，可能生效，并开展了系列实验，最终取得成功。

2. 严谨求实，诚实守信。1923 年，诺贝尔奖授予了班廷和麦克劳德。班廷心中深知贝斯特在胰岛素发现中发挥了无可替代的重要作用，获诺贝尔奖后，将奖金之半分给贝斯特，麦克劳德亦将奖金之半分给科利普。

-159-

医学课程思政百例

案例 63　亲手将导管插向自己心脏的"科学狂人"

[课程名称]　组织学与胚胎学

[案例叙述]

福斯曼是心脏导管术的发明人。1929 年，福斯曼尝试进行心脏导管"自体试验"。1956 年，他与柯尔南特、理查兹同获诺贝尔生理学或医学奖。

1904 年，福斯曼出生于德国柏林。1922 年 10 月，福斯曼考入弗里德里希·威廉大学（今柏林洪堡大学）医学院。由于福斯曼家境贫寒，不得不一边上学一边工作。1928 年，福斯曼以优异成绩通过了国家考试，并获得医学博士学位，同年成为一名住院医生。

1929 年春天，福斯曼不过 25 岁。他勇敢地投入到挽救心脏病患者生命的行列之中，并为之进行了艰苦卓绝的努力。然而，传统的心脏检查方法具有很大的局限性，发明一种用器具触及心脏内部的诊断方法是至关重要的。此时伦琴的 X 射线和爱因托芬的心电图技术都已经在医学上开始应用，但 X 射线只能看到心脏的轮廓，心电图不能准确全面地反映心脏的损伤和缺陷。

有一天，福斯曼终于想出了一个看似异想天开的方法，那就是把一个可弯曲的细软管通向心脏，用以检查心脏的解剖学情况，从而为救治心脏病患者生命提供科学依据。在当时的医学水平条件下，任何用器物触及心脏禁区的试验都是要冒很大风险

-160-

的，医院里的所有人都认为福斯曼是一个地地道道的"疯子"。福斯曼对自己的设想深信不疑，并为此制定了详细的试验方案。

在当时，除了福斯曼估计没有第二个医生敢去触及心脏这个禁区了。所以，对于福斯曼提出在自己身上进行心脏导管试验的请求，医院方面没有人敢支持他。然而，福斯曼没有轻易放弃这个想法。不过，福斯曼的心脏导管试验开始由公开转入了"地下"。福斯曼非常清楚，要进行心脏导管试验就离不开拥有无菌设备的手术室。而执掌手术室钥匙的关键人物是护士长，于是福斯曼开始有意识地接近护士长。要说服护士长，该从何入手呢？福斯曼给她谈医学、送书籍，他对医学的热爱，还真是打动了护士长。护士长不仅支持福斯曼的试验，而且还甘愿做他的第一个试验对象。进入手术室之后，福斯曼按照惯例把护士长固定在了手术台上。然而，让护士长感到不解的是，福斯曼并没有在她身上进行试验，而是选择了进行"自体试验"。

原来，福斯曼已经说服一位医生帮助他进行这项惊心动魄的"自体试验"，这位医生就是他的朋友兼同事罗迈斯。罗迈斯小心翼翼地在福斯曼的肘部进行静脉血管穿刺，然后在毛线般粗细的软导管上涂抹了经过消毒的橄榄油。当罗迈斯把那长长的导管一段一段地推入福斯曼的胸腔时，他的手禁不住开始颤抖起来，他实在不敢再把导管往里推了……当导管被推至福斯曼的锁骨部位时，受到刺激的福斯曼突然咳嗽起来。罗迈斯不顾福斯曼的阻拦，立即把导管退到了体外，使得第一次试验失败了。

福斯曼对医学的痴情，使他对于失败的态度十分平淡。他认为，做试验哪有100%的成功率，失败有什么可怕的，大不了再来一次。过了几天之后，福斯曼又着手进行第二次试验了。

不过，这一次谁还敢做他的助手呢？福斯曼心想，那就只能是自己干了。在局部麻醉下，他切开了自己的肘前静脉，并让导管沿着静脉血管向前推进……为了真实记录"自体试验"的全过程，护士持一面镜子，福斯曼通过镜子中荧光屏的指引，继续将导管深入到体内65厘米，看到导管进入到右心房时，拍下了一张X线片，这是世界上第一张关于心脏导管试验的X光照片。不久，福斯曼把这张X光照片和关于"自体试验"的学术论文，一起发表在了一家医学刊物上，然而却一直没有引起人们的注意。此后，福斯曼先后在自己身上进行了9次试验，并拍摄到了极淡的右心造影照片。后来还进行了动物实验，并证明造影剂可以显示心脏的影像。

是金子总会发光的，虽然经历曲折，但福斯曼凭借卓越的医学成就最终还是引起了学界的关注。1941年，福斯曼关于心脏导管术的试验，引起了美国医学家柯尔南特和理查兹的关注。他们对心脏导管术进行了改进，并将其应用于医学方面的理论研究。1956年，福斯曼与柯尔南特和理查兹同获诺贝尔生理学或医学奖。

[思政元素]

开拓创新，敢为人先；敬畏生命，感恩奉献。

[思政切入点]

1. 开拓创新，敢为人先。全世界大约每年有30%的死亡原因是心血管疾病，因此心血管疾病是一个具有全球性意义的健康问题。从20世纪50年代开始，心导管插入术步入了一个快速发展期。现在，心导管插入术已广泛用于多种心脏疾病的诊断和治疗，从而为心血管疾病的诊断及治疗开辟了一条新的途径。有时候，真理总是掌握在少数人的手中，大部分人的认知可能是晚于或者滞后于小部分人的，但这不代表大部分人不会追赶上他们的脚步，何不把一切交给时间，不惧一时的误解，实践是检验真理的唯一标准，时间未尝不是检验真理的标准。

2. 敬畏生命，感恩奉献。福斯曼先后在自己身上进行了多次试验，并拍摄到了极淡的右心造影照片，后来还进行了动物实验，并证明造影剂可以显示心脏的影像。是金子总会发光的，虽然经历曲折，但福斯曼凭借卓越的医学成就最终还是引起了学界的关注。上过实验课的人，都应该知道实验室里有这么一条原则：安全是第一要素。然而在科学史上，有一些人就是要用自己的生命来冒险，人类在享用这一技术带来的恩惠时，一定不要忘记福斯曼等人的科学贡献。

医学课程思政百例

案例 64　一生倾情青蒿素

[课程名称]　组织学与胚胎学

[案例叙述]

疟疾是由恶性疟原虫引起的疾病，几千年来一直威胁着人类的生命安全。疟疾患者的血常规特点主要有白细胞正常或减少，血小板明显下降，红细胞、血红蛋白减少。20 世纪 50 年代，国际消灭疟疾的尝试以失败告终之后，疟疾再度肆虐，这很大程度上归因于寄生虫对当时的抗疟药物产生了抗药性。在人类饱受疟疾之害的情况下，屠呦呦接受了国家疟疾防治研究项目"523"办公室艰巨的抗疟研究任务。1969 年，在卫生部（现国家卫生健康委员会，后同）中医研究院中药研究所任实习研究员的屠呦呦成为中药抗疟研究组组长。

至 1971 年 9 月初，她和同事对包括青蒿在内的 100 多种中药水煎煮提取物和 200 余个乙醇提取物样品进行了各种实验，但结果都令人沮丧，对疟原虫抑制率最高的只有 40% 左右。

"重新埋下头去，看医书！"脾气倔强的屠呦呦又开始用心阅读中医典籍，从中寻找灵感。一天，她在阅读东晋葛洪《肘后备急方》时，被其中的一段话"青蒿一握，以水二升渍，绞取汁，尽服之"醍醐灌顶。屠呦呦意识到，温度是提取抗疟中草药有效成分的关键！经过周密思考，屠呦呦重新设计了提取方案，从 1971 年 9 月起对既往筛选过的重点药物及几十种候补药物，

-164-

夜以继日地进行实验，结果证明青蒿乙醚提取物去掉其酸性部分，剩下的中性部分抗疟效果最好！

1971年10月4日，在历经数百次的失败后，"幸福终于来敲门"。实验证实，191号青蒿乙醚中性提取物对鼠疟原虫的抑制率达到100%！

获得有效样品只是第一步，要应用还必须先进行临床试验。为不错过当年的临床观察季节，屠呦呦向领导提交了志愿试药报告，并郑重提出："我是组长，我有责任第一个试药！"1972年7月，屠呦呦等3名科研人员一起住进北京东直门医院，成为首批人体试验的志愿者。经过一周的试药观察，未发现该提取物对人体有明显毒副作用。当年8月至10月，屠呦呦亲自带上样品，赶赴海南昌江疟疾高发区，顶着烈日跋山涉水，完成了21例临床抗疟疗效观察，效果令人满意。

1977年，经卫生部同意，研究论文以"青蒿素结构研究协作组"的名义，在《科学通报》上发表，首次向全球报告了青蒿素这一重大原创成果。1986年10月，青蒿素获得卫生部颁发的新药证书。

1973年9月，屠呦呦课题组还首次发现了疗效更好的青蒿素衍生物——双氢青蒿素。1992年，她历时多年主持研发的青蒿素类新药——双氢青蒿素片获得新药证书，并转让投产。该研发项目当年被评为"中国十大科技成就"，是屠呦呦对中国乃至世界做出的又一重要贡献。

2000年以来，世界卫生组织把青蒿素类药物作为首选抗疟药物，在全球推广。世界卫生组织"疟疾实况报道"显示，2000年至2015年，全球各年龄组危险人群中疟疾死亡率下降了60%，5

岁以下儿童死亡率下降了 65%。青蒿素类药物作为治疗疟疾的主导药物，发挥了相当大的作用。

青蒿素在国际上被誉为"东方神药"，名副其实。实至名归的还有屠呦呦荣获的两个国际大奖：2011 年拉斯克临床医学奖和 2015 年诺贝尔生理学或医学奖。这两项大奖，均为中国本土科学家的零突破。屠呦呦先后荣获国家最高科学技术奖和"最美奋斗者"等荣誉称号。2019 年，被授予"共和国勋章"。

对于这两个全球瞩目的国际大奖，屠呦呦本人如何看待？

对于拉斯克奖，她说："这是中医中药走向世界的一项荣誉。它属于科研团队中的每一个人，属于中国科学家群体。"对于诺奖，她说："这不仅是授予我个人的荣誉，也是对全体中国科学家团队的嘉奖和鼓励。"

"呦呦鹿鸣，食野之蒿"。青蒿，中国南北方都很常见的一种植物，外表朴实无华却内蕴治病救人的力量。在屠呦呦的心中，青蒿低调、不慕名利，虽然没有美丽的花朵和扑鼻的香气，却能挽救人的生命。她以 70 年如一日千百次的实验与默默奋斗，萃取出中华古老文化的精华，向世界证明了中医的博大精深和无穷威力。

［思政元素］

创新求实，坚持真理；脚踏实地，躬身科研；开拓创新，无私奉献。

［思政切入点］

1. 创新求实，坚持真理。从表面上看，青蒿素的发现是中药学的成就，但从本质上说，这更体现了传统的中医药学与现代实验医学巧妙而有机的结合。这种大胆的改革创新，接受了现代科学的考验，事后证明这种结合十分成功，符合现代医学发展的规律，也是医学界的精髓之一。因此，屠呦呦的这种改革创新的时代精神，不仅令中国精神生辉，更让这种精神闪耀全世界。

2. 脚踏实地，躬身科研。面对治疗疟疾这一世界性难题，尤其是在奎宁产生抗药性后想寻找到新药变得尤为艰难。屠呦呦和她的团队，在极其困难的条件下，反复实验，终于在 190 次失败之后，于 1971 年在第 191 次低沸点实验中发现了抗疟效果为 100% 的青蒿提取物。

3. 开拓创新，无私奉献。1972 年 7 月，屠呦呦等 3 名科研人员一起住进北京东直门医院，成为首批人体试验的志愿者。当年 8 月至 10 月，屠呦呦亲自带上样品，赶赴海南昌江疟疾高发区，顶着烈日跋山涉水，完成了 21 例临床抗疟疗效观察，取得令人满意效果。1973 年 9 月，屠呦呦课题组首次发现了疗效更好的青蒿素衍生物——双氢青蒿素。1992 年，她历时多年主持研发的青蒿素类新药——双氢青蒿素片获得新药证书，并转让投产。

案例 65　致敬无语良师——施顺清将遗体捐献给自己学生做解剖

[课程名称]　局部解剖学

[案例叙述]

2007 年 1 月 10 日，浙江中医药大学药学院创始人之一施顺清教授走完了人生最后一程。在生命的最后他做了一个庄严的决定：遗体捐献给学校，供学生们来解剖，把生命的最后一份礼物献给医学！

施顺清，1985 年由湖北中医学院（现湖北中医药大学）作为人才引进到浙江中医学院（现浙江中医药大学）工作，一手筹建中药系即现在的药学院，他对药学院的建设发展影响深远，做出了突出贡献。

2002 年施教授被确诊为肺癌，他坚持与疾病抗争 5 年，最终无情的病魔还是夺走了他的生命。他走了，他也没走，告别仪式之后，他的遗体将运往他一生奉献工作过的地方，作为"大体老师"为他的学生们继续上好解剖第一课。施顺清教授是浙江中医药大学建校以来首位进行遗体捐赠的教师。

施教授成为大体老师，无语良师，榜样的力量深深影响了他的全家及后来者。施教授生前说服子女，摒弃旧观念捐献遗体。子女们理解施老想把自己捐献给工作多年、感情深厚的学校，为学校做最后的贡献，化为灰烬亦发挥余热。

-168-

生为学生服务，死为学生献身。生为医学教授，逝做无语良师。牢记镌刻在心中的使命，终其一生去完成，这是何等伟大的胸襟与情怀！他用行动实现了自己的诺言，真正做到了生前生后，都在为医学事业奉献一切。

传道授业解困惑，披肝沥胆剖苦心。致敬施顺清教授。

[思政元素]

大爱抚恤，敬重生命；无私奉献，恩泽苍生。

[思政切入点]

1. 大爱抚恤，敬重生命。作为医学生求学之路的一位特殊老师，"无语良师"以自己的身体为教材，供医学生进行学习探索。这些"无语良师"为医学事业发展而献身的精神值得医学生和教学人员敬佩和弘扬，激发和启示学生和老师去思考生命的价值，从而更加的敬畏生命、呵护生命、尊重生命。通过感悟"无语良师"大爱奉献精神接受生命文化教育，使每位医学生都能够感受到"大体老师"生前捐献遗体、献身医学的无私精神，培养抚恤、奉献、笃志、修身的职业道德修养。

2. 无私奉献，恩泽苍生。利用"无语良师"大爱奉献精神的人文教育，有助于消除学生对标本的恐惧心理，解剖的过程中更加尊重标本、珍惜标本、爱惜标本。在此过程中，同学会对生命的历程有更加感性的认识，更能理解生命本身的弥足珍贵，进一步培养学生感恩生命、尊重生命和敬畏生命的人文精神。如何在解剖学教学过程中对学生进行人文素质教育、加强思想政治德育引领，陶冶医学生的精神世界，丰富其内在情感，培养未来德技

医学课程思政百例

双馨的受社会尊敬信赖的医疗卫生工作者，是一个值得深入思考和探索的问题。

案例 66　万艾可的发明——一次研究的"意外"

[课程名称]　局部解剖学

[案例叙述]

勃起功能障碍（erectile dysfunction，ED）是最常见的一种男性性功能障碍，指阴茎持续不能达到或维持足够的勃起以完成满意性生活，病程 3 个月以上。万艾可是 ED 的革命性治疗药物，此药的发明是一次科学研究的意外，其实它只是一个科研成果的副产品。

万艾可的化学名是枸橼酸西地那非，研发始于 1985 年，当时是想开发出一种抗冠心病的血管扩张药物。研究人员在化学实验室整整工作了 5 年，1991 年进行了第一次临床试验，然而效果不理想，临床试验失败。但在医生按程序准备回收西地那非时，却遭到了参与试验的心脏病老年男性患者的拒绝，并希望以后能继续提供该药，原因是该药虽然对心脏病的治疗效果不理想，但对勃起障碍有效。细心的医生注意到了万艾可可以使阴茎持续勃起的"副作用"。这个时候研究人员实际上面临两个选择，一个是放弃继续开发这个药物，第二个选择是考虑转换一下研究方向，看可否把这个药物转向治疗勃起功能障碍。他们回顾了当时的文献资料，结合之前就已联系到的这个药物的作用机制可能会跟治疗勃起功能障碍有很密切的联系，结合临床试验反馈，经过广泛深入的探讨和分析后，最终决定改变万艾可的研制方向，把它作为一个治疗勃起功能障碍的药物进行开发，经过 7 年的努力，最终发明了万艾可。

1998 年斐里德·穆拉德、罗伯特·弗奇戈特、路易斯·伊格纳罗共同获得诺贝尔生理学或医学奖，他们并没有直接参与制造万艾可，但对万艾可的发明奠定了理论和发现基础。

[**思政元素**]

求真诚信，躬身科研；勇立潮头，开拓创新。

[**思政切入点**]

1. 求真诚信，躬身科研。很多科学发明带有偶然性，其实也是必然的，是对勤奋、一丝不苟和不懈追求的奖赏，万艾可开发和研制过程就是这样，常常在山重水复疑无路时，忽然出现柳暗花明又一村的奇迹。万艾可是一次科学研究的意外发现，是一个科研项目的副产品。这启发我们在以后的科研中，要如实记录并仔细分析每次实验结果，对每个异常实验结果深入分析或许能为你的研究方向找到新的突破，可以从另一条实验路径方法来验证或佐证实验结果。科研探索本来就是未知的，有很多可能性，意外实验结果也许就是一项重大发现。

2. 勇立潮头，开拓创新。万艾可的发明过程也是一次很好的科研实验的技术路线设计，对学生科研兴趣、科研思维、科研设计等科研素养的培养有一定借鉴学习作用。如果科学家没有重视异常实验结果，可能研究心血管扩张药没有结果，也不会发明万艾可这种 ED 革命性治疗药物，也不会在 1998 年的诺贝尔生理学或医学奖中有这三位科学家出现。

案例 67　亨利·诺尔曼·白求恩的中国医学情结

[课程名称]　局部解剖学

[案例叙述]

人体解剖学是最古老的医学学科，没有解剖学就没有医学。外科手术大家都是临床解剖学家。著名胸外科医生白求恩就是杰出代表之一。

诺尔曼·白求恩 1890 年出生于加拿大，是国际著名胸外科医生，1916 年毕业于多伦多大学。1923 年，白求恩通过了非常严格的考试，成为英国皇家外科医学院的临床研究生。

1936 年至 1937 年，白求恩到西班牙作为支持国际反法西斯志愿者投身西班牙内战。在此期间他创办了一个移动的伤员急救系统，成了日后被广泛采用的移动军事外科医院的雏形。为了输血以抢救失血过多的伤员，他发明了世界上第一种运输血液的方法，在医学上具有极为重要的意义。

1937 年，白求恩率领一个医疗队来到中国，1938 年 4 月经延安赴晋察冀边区，在那里工作了近两年，在艰苦的条件下救治了大批伤员，后因感染败血症医治无效在中国逝世，安葬在石家庄市华北军区烈士陵园。他的牺牲精神、工作热忱、责任心均称模范，直至以身殉职，他的事迹受到中国人民的广泛赞扬。在中国战地医院工作期间，白求恩开创性开展战地输血，当有伤员缺少血型时，白求恩就直接抽取自己的血液，因为他是 O 型血，被称为万能血，"群众血库"。毛泽东在《纪念白求恩》中写道：一个外国人，毫无利己的动机，把中国人的解放事业当作他自己的事业……白求恩同志毫不利己、专门利人的精神，表现在他对工作的极端的负责任，对同志对人民的极端的热忱。

为了纪念白求恩我国成立了白求恩国际和平医院（河北省石家庄市）和白求恩医科大学。加拿大约克大学也以他的名字命名白求恩医学院。

[思政元素]

严谨奉献，榜样力量；大医精诚，追求卓越。

[思政切入点]

1. 严谨奉献，榜样力量。外科大家都是解剖学家，解剖学学习对临床外科进步发展有举足轻重作用。一个好的外科医生，解剖学知识与解剖技术至关重要。医学是研究健康与疾病的科学，医务工作者既要有精湛的专业技术，更要有高尚的道德情操。这些临床外科大家是我们新时代背景下医学生们学习的楷模与榜样。心中有信仰，脚下有力量，前进有方向，相信榜样的力量会为我们的医学事业道路照亮前进的方向。

2. 大医精诚，追求卓越。这些临床外科大家，之所以能在外科中做出卓越的贡献，是因为他们共同的道德品质和职业素养，那就是靠勤学、求实、奉献、创新、修身、敬业、一丝不苟、精益求精。这是医学生学习的榜样楷模。只要努力奋斗、坚持不懈、不断前进、攀登医学科学高峰，一定能成为医学大家。高尚的道德情操、求真奉献的职业道德是走向成功的法宝。医学教育中要培养大爱奉献、大医精诚的职业道德，博学而后成良医，再为医学精英，国之肝胆，成为大家。在慎思慎独、慎辨慎识、慎微慎行中治病救人。

医学课程思政百例

案例68　医学之父希波克拉底

[课程名称]　局部解剖学

[案例叙述]

希波克拉底，约在公元前460年出生于古希腊，被西方尊为"医学之父"，是欧洲医学奠基人，西方医学奠基人，也被尊称为"解剖学鼻祖"。

希波克拉底提出，人类正如宇宙中的其他部分一样，是由四种元素——土、气、水、火组成的，这四种元素和人体中的四种液体（黑胆汁、黄胆汁、血液和黏液）相对应，液体平衡失调即患病。这些理论与中医学中的人体阴阳平衡、气血运行等理论如出一辙。希波克拉底把疾病看成是发展着的现象，认为医师所应医治的不仅是病还是病人，从而改变了当时医学中以巫术和宗教为根据的观念。希波克拉底的医学观点对医学的发展产生了巨大推动作用。

在古希腊，尸体解剖是被宗教与习俗所禁止的，为了探究人体的结构，希波克拉底冲破禁令，秘密进行了人体解剖，对骨骼、关节、肌肉等开展解剖学研究。在他最著名的外科著作《头颅创伤》中，详细描绘了头颅损伤和裂缝等病例，并提出了施行手术的方法，其中关于手术的记载非常精细，所用语言也非常贴切。这种人体解剖创举颠覆了医学认知，对西方医学的发展，特别是外科手术学产生了巨大影响。

-176-

"仰赖医神阿波罗·埃斯克雷波斯及天地诸神为证，鄙人敬谨宣誓，愿以自身能力及判断力所及，遵守此约。凡授我艺者，敬之如父母，作为终身同业伴侣，彼有急需，我接济之。视彼儿女，犹我兄弟。如欲受业，当免费并无条件传授之。凡我所知，无论口授书传，俱传之吾子、吾师之子及发誓遵守此约之生徒，此外不传与他人。

我愿尽余之能力与判断力所及，遵守为病家谋利益之信条，并检束一切堕落及害人行为，我不得将危害药品给予他人，并不做该项之指导，虽然人请求亦必不与之。尤不为妇人施堕胎手术。我愿以此纯洁与神圣之精神，终身执行我职务。凡患结石者，我不施手术，此则有待于专家为之。

无论至于何处，遇男或女，贵人及奴婢，我之唯一目的，为病家谋幸福，并检点吾身，不做各种害人及恶劣行为，尤不做诱奸之事。凡我所见所闻，无论有无业务关系，我认为应守秘密者，我愿保守秘密。倘使我严守上述誓言时，请求神祇让我生命与医术能得无上光荣，我苟违誓，天地鬼神实共殛之。"这是《希波克拉底誓言》的全文，它是希波克拉底警诫人类的古希腊职业道德的圣典，是医学界出现的第一份行业道德倡议书，是从医人员入学第一课学习的重要内容，是最早提出的医学职业道德规范，是医学从业人员医学人文教育的最古老范本。

[思政元素]

立德树人，大医精诚；敬畏生命，仁爱奉献。

医学课程思政百例

[**思政切入点**]

1. 立德树人，大医精诚。健康所系，性命相托。既然志愿献身医学，就要恪守医德，尊师守纪，刻苦钻研，孜孜不倦，精益求精，全面发展。竭尽全力除人类之病痛，救死扶伤助健康之完美，维护医术的圣洁与荣誉。

2. 敬畏生命，仁爱奉献。自进入医业，应立誓献身人道服务；感激尊敬恩师，如待父母；本着良心与尊严行医；健康生命系首要顾念，敬畏生命；严守疾患之秘密，对病患负责，不因任何宗教、国籍、种族、政治或地位不同而有所差别；生命从受胎时起，即为至高无上的尊严；即使面临威胁，所学医学知识也不与人道相违。仁爱奉献，抚恤疾患。

案例 69 安德烈·维萨里——近代人体解剖学创始人

[课程名称] 局部解剖学

[案例叙述]

安德烈·维萨里于 1514 年生于布鲁塞尔的一个医学世家，是荷兰著名解剖学家与外科学教授。维萨里青年时代求学于法国巴黎大学。后任皇宫宫廷御医。维萨里在解剖学的开拓性贡献奠定了近代医学发展的基础，被后人尊称为"解剖学之父"，是现代解剖学奠基人。

中世纪，处在欧洲文艺复兴高潮时期的巴黎大学，医学教育十分落后，盖伦利用动物解剖推论人体的构造，使其成为医学大帝，他关于人体解剖学的著作被奉为经典。在当时宗教思想统治着医学界，顽固的宗教势力统治着整个欧洲，解剖人体被认为是冒犯神明、大逆不道，因此，也严重阻碍了医学科学的发展。盖伦医学之王的地位统治西方医学长达 1300 余年，无人可撼动。直到外科学家、解剖学家安德烈·维萨里的解剖学学术研究崭露头角。

年轻的安德烈·维萨里勤奋好学，他亲自动手做人体解剖实验。为了了解人体结构，他曾偷过绞刑架上的犯人尸体，还曾把一个死人头骨藏在大衣内带进城，放到自己床下，甚至带领学生盗过墓。法国的宗教裁判所注意到了他的"异端"行为，认为他触犯了戒律。他的行为引起了守旧派的仇恨和攻击，当时的学校不但不批准他考取学位，还将他开除了学籍，甚至给他判了死刑。后来在国王的干预下，他虽然被免于死刑，但仍被流放。

但是，经过不懈努力，安德烈·维萨里在1543年创作了按骨骼、肌腱、神经等几大系统描述的巨著《人体构造》。在这部伟大的著作中，安德烈·维萨里冲破了以盖伦为代表的旧权威们臆测的解剖学理论，一针见血地指出盖伦解剖学中的错误和教学过程中的弊病，纠正了盖伦200多处人体解剖学错误观点，以大量、丰富的解剖实践资料对人体的结构进行了精确的描述，从而使解剖学步入了正轨。由此，奠定了安德烈·维萨里世界人体解剖第一人的地位，他成了世界人体解剖学的创始人，开创了人体解剖学发展的新纪元。

[思政元素]

科学探究，求真求实。

[思政切入点]

科学探究，求真求实。维萨里不畏权贵，经过不断实践终于完成《人体构造》这本书的编撰，推翻了统治欧洲达一千多年之久的权威盖伦。他开创了世界人体解剖学的新纪元。

案例 70   卡哈尔与他的神经元学说

[课程名称]   生理学

[案例叙述]

因为对神经系统精细结构的研究，西班牙的卡哈尔和意大利的高尔基分享了 1906 年的诺贝尔生理学或医学奖。高尔基提出了神经网状学说，而卡哈尔提出了神经元学说。

他们俩的学说在一定程度上是相互对立的。神经网状学说认为神经元之间是相互连通的、有细胞质的联系。神经元学说认为神经元是相互独立的结构和功能单位，神经元之间通过特殊的结构联系，没有细胞质的相互沟通，这个特殊的结构后来被证实是突触。两个人因两个相互对立的学说分享同一年的诺贝尔生理学或医学奖，在整个诺贝尔生理学或医学奖历史上也是比较罕见的。然而，在诺贝尔奖颁奖典礼上，卡哈尔在获奖感言里提到他用到的研究技术就是高尔基发明的银染技术。

卡哈尔创立了神经元学说，并因此获得了诺贝尔奖，但是在很长一段时间里，甚至在卡哈尔获得诺贝尔奖之后，大家都认为神经元学说是德国解剖学家瓦尔德尔创立的。因为瓦尔德尔在卡哈尔研究工作的基础之上写了一些综述，这些综述概括了卡哈尔关于神经元学说的一些主要观点，因此很多人认为神经元学说是瓦尔德尔创立的。为此，卡哈尔一直都在证明自己，利用各种机会证明自己。在获得诺贝尔奖之后，卡哈尔在一本传记中写了自

医学课程思政百例

己是怎样做实验的，是怎样建立神经元学说的。因为卡哈尔的不断坚持，并不断地列数据、摆事实，慢慢地，大家都知道神经元学说是卡哈尔建立起来的。

卡哈尔在回忆自己的一生时曾说，自己的一生是战斗的一生，做研究工作时要坚持己见，要想尽办法得到同行的认可。

[思政元素]

脚踏实地，躬身科研；严谨求真，诚实守信。

[思政切入点]

1.脚踏实地，躬身科研。卡哈尔在回忆自己的一生时说，自己的一生是战斗的一生，做研究工作时要坚持己见，要想尽办法得到同行的认可。他运用各种实验方法开展实验研究，虽然被误解，但还是理清思路、坚持实验、提供证据。

2.严谨求真，诚实守信。在神经元学说提出过程中，并不是所有人都同意卡哈尔的观点，但是他本着严谨求真的态度，甚至使用持相反观点的高尔基建立的实验方法开展科学研究。虽然两人在学术观点上存在争议，但是追求真理的脚步从未停止。

案例71 贝尔纳的内环境理论和坎农的稳态概念

[课程名称] 生理学

[案例叙述]

19世纪中叶，法国人贝尔纳提出内环境的概念，把生物有机体，尤其是人作为一个整体看待。这是生理学也是科学的一次飞跃。

贝尔纳1813年出生在法国的一个农家，1834年进入法兰西学院医学院学习，1839年在做实习医生时进入法兰西学院生理学教授和生理实验室主任马根迪的实验室，1847年年底成为马根迪的正式助手。1852年马根迪退休后，他接替马根迪成为法兰西学院生理学教授和生理实验室主任。

贝尔纳不仅在马根迪的指导下学习了用活体解剖进行生理学研究的方法，而且受到马根迪研究思想和认识论的影响。贝尔纳在生理学新概念和新思想的创立、生理机制的研究和实验技术的创新等许多方面都超过了他的老师，成为现代生理学的奠基人之一。

贝尔纳在生理学上的主要贡献有：发现胰腺的消化作用，发现肝有生成糖原的功能，发现血管舒缩的神经控制，发现了一氧化碳和美洲箭毒的毒理作用。这些发现为以后相关的生理学、生物化学、毒理学和病理学研究开辟了道路。

贝尔纳最重要的贡献是提出了内环境的概念。1857年，贝尔

医学课程思政百例

纳在"有机体体液的生理特征和病理变化"的讲座中正式提出生物"内环境"的概念，认为生物体内组织实际上并不直接接触外界环境，而是处于一种内环境中，这一内环境主要由体内循环流动的体液组成。

1865年，贝尔纳的《实验医学研究导论》出版，这本书被认为是生理学发展史上的一个里程碑。在这本书中，贝尔纳对内环境和内环境的恒定进行了解释论述。他认为，一切生物的体内外环境都保持必需的交换与平衡，高等动物的很多生理现象在具有特定理化特性的有机体内环境中运行。

但是内环境概念在当时的欧洲并未得到应有的重视。当时的欧洲特别是法国的科学明星是巴斯德，尽管巴斯德对贝尔纳的研究给予了很高评价，但却未能引起当时欧洲学术界的普遍认可和关注。此时，美国生理学家亨德森发现血液中包含缓冲体系，由此认识到贝尔纳内环境理论的重要性，使得贝尔纳有关内环境的理论和思想在美国得以传播。沃尔特·坎农进一步发展了贝尔纳的内环境理论，1926年把它正式命名为"内环境稳定"或"自稳态"，认为稳态是机体内环境中的各种理化因素的动态平衡。1948年，美国数学家维纳在其控制论理论中提出反馈的概念，认为维持稳态的生理机能的调节控制是由负反馈系统实现的，通过负反馈调节而维持生理机能的动态平衡。

[思政元素]

开拓创新，锐意进取。

-184-

案例 71 贝尔纳的内环境理论和坎农的稳态概念

[思政切入点]

开拓创新，锐意进取。"内环境"和"稳态"是生理学上非常重要的基本概念，任何生理学问题的探讨都是基于稳态的前提，最终也是为了维持稳态。一旦稳态被打破，那么所引发的问题就不是生理学所能解决的简单问题了。因此，"内环境"和"稳态"这两个概念的首次提出，理清了生理学研究的基本前提，是生理学理论层面的一个开拓创新，为后续的所有生理学研究确定了其基本边界，具有划时代的重要意义。

案例 72 巴鲁克·塞缪尔·布隆博格——乙肝澳抗发现者

[课程名称] 生理学

[案例叙述]

肝炎是一种严重影响人类健康的疾病，可由多种因素引起，如病毒、酒精和药物等，其中病毒性肝炎最为常见和严重。引起肝炎的病毒有多种，如甲型、乙型、丙型、丁型、戊型肝炎病毒等。乙型肝炎病毒感染在我国最为常见，这些感染者部分会发展为肝硬化甚至肝癌而危及生命，每年由乙型肝炎而引起的死亡人数甚至超过艾滋病的死亡人数。但遗憾的是，目前针对病毒性肝炎尚缺乏有效的治疗方案。因此疫苗预防就处于重中之重的位置。目前，乙肝疫苗应用较为普遍，其成功研发源于 20 世纪 60 年代的一项突破性进展，即在乙型肝炎患者血液中鉴定出乙肝病毒表面抗原。做出这项重大发现的科学家是美国生物化学家巴鲁克·塞缪尔·布隆博格，因为这项发现，他于 1976 年获得诺贝尔生理学或医学奖。

1963 年，布隆博格在筛选数以千计的血样时，偶然发现一位纽约血友病患者血清可以与一位澳大利亚原住民的血液发生反应，于是，将这种起作用的神秘物质称为澳大利亚抗原 (Australia antigen，Au)，但对这种抗原的本质和意义却一无所知。布隆博格和同事进一步对血样进行测试，发现 Au 主要在亚洲和非洲人群中流行，但在北美和欧洲人群中较为罕见。由于许多白血病患者均存在该抗原，开始认为 Au 可能是白血病的标志物。然而在随后对唐氏综合征患者的血液进行研究时发现，许多患者也存在这种抗原。1964 年，布隆博格离开国立卫生研究院，加入位于费城的大通福克斯癌症中心担任临床研究副主任，继续进行 Au 方面的研究工作。1966 年，布隆博格发现一位以前 Au 检测阴性的唐氏综合征患者突然测试出阳性结果，而且该患者很快发展成肝炎，这种现象在另一位唐氏综合征患者身上也被观察到，从而初步确定 Au 可能与肝炎有密切关联。为了进一步确定这个结论，布隆博格对多位乙肝患者的血样进行检测，结果表明 Au 出现高比例的阳性结果。

此后，在日本和纽约的研究者开始了一系列的控制实验，最终确定了 Au 和乙肝病毒的联系。同年，澳大利亚抗原被鉴定为乙肝病毒的一部分，并被重命名为乙肝病毒表面抗原 (HBsAg)。

乙肝病毒表面抗原的发现具有极为重要的实际应用价值，最为显著的就是血液测试。布隆博格对一些血友病患者进行检测，发现 Au，进一步追溯结果显示，他们都曾经输过患有乙肝的患者的血液。为了避免这种情况再次发生，他提出对血库中的血液及献血者进行 Au 抗原的筛选以确保血液供应的安全。1969 年，对血库进行 Au 的筛选拓展到全世界。1971 年美国血库学会开始强制进行血样肝炎测试，从而使由于输血而感染乙肝的概率下降了75％。1971 年，布隆博格和同事米尔曼从携带 Au 患者的血清中研发出了乙肝疫苗并申请了专利。此外，布隆博格还深入研究，证明乙肝病毒感染和肝癌之间存在着密切联系，并提出通过注射疫苗可减少肝癌发生，从而使乙肝疫苗成为第一个能够预防人类癌症的疫苗。

[思政元素]

开拓创新，敢为人先；严谨求实，躬身科研。

[思政切入点]

1. 开拓创新，敢为人先。布隆博格在一次偶然的实验中，抓住机遇，最终促使乙肝病毒表面抗原的发现，最终确定了 Au 和乙肝病毒的联系，并且建立了乙肝病毒表面抗原的血液测试方法，对血库中的血液及献血者进行 Au 抗原的筛选以确保血液供应的安全，从而使由于输血而感染乙肝的概率下降了 75%。

2. 严谨求实，躬身科研。发现乙肝病毒表面抗原后，布隆博格并没有停滞不前，而是继续开展科学研究，研究出了乙肝疫苗。在成功研发乙肝疫苗后，继续开展系列研究，发现乙肝病毒感染和肝癌之间存在着密切联系，并提出注射疫苗可减少肝癌发生，从而使乙肝疫苗成为第一个能够预防人类癌症的疫苗。

案例 73 促胰液素的发现

[课程名称] 生理学

[案例叙述]

1896 年，巴甫洛夫的学生帕皮尔斯基对盐酸刺激胰腺分泌现象进行了深入研究。他首先切断双侧迷走神经及双侧内脏大神经，根据反射原理推论，将不再产生胰液分泌。但实验结果并非如此，莫非脊髓中还有神经相连？他又毁损了脊髓，结果仍有反应。为什么会这样呢？帕皮尔斯基根据巴甫洛夫的理论推测：在胃的幽门部可能存在着一个胰液分泌的外周反射中枢。几年过去了，帕皮尔斯基尝试了切除太阳神经丛、毁坏脊髓，直至切除胃的幽门部，穷尽办法，盐酸溶液仍能引起胰液分泌。在实验、质疑、再实验、再质疑、再再实验、再再质疑的无数次循环后，帕皮尔斯基仍坚定地选择相信"老师是对的"。1901 年，帕皮尔斯基不再向外寻找反射源，而是认为这是个局部短反射，反射弧连接十二指肠黏膜和胰腺的腺泡细胞，通过位于胰腺外分泌组织中的神经节细胞而实现局部短反射。

1901 ～ 1902 年，法国学者沃泰默也在进行同样的机制分析。盐酸溶液注入狗的上段小肠时，引起胰液分泌。再之后，他把盐酸溶液注入狗的血管，使其进入血液循环，观察后发现没有引起胰液分泌。他又给狗注射了能阻断副交感神经的阿托品，胰液分泌仍正常进行。为了进一步验证反射的机制，沃泰默索性将狗的

-189-

医学课程思政百例

一段游离小肠袢的神经全部切除，只保留动脉和静脉与身体其他部分相连。但将盐酸溶液再次输入后，还是引起了胰液分泌。沃泰默将研究结果形成论文进行发表。

1902 年 1 月，两位英国生理学家贝利斯和斯塔林看到法国科学家沃泰默发表的论文中提及在小肠和胰腺之间存在一个顽固的局部反射，这一观点引起他们的极大兴趣，于是马上着手重复沃泰默的工作。

实验证实，切除了神经的小肠袢，在加入盐酸溶液后，仍能引起胰液分泌。这与法国的沃泰默实验结果相同。不同的是，他们没有盲目相信巴甫洛夫，认为这不是神经反射而是个新现象。他们推理这也许是种化学反射，在盐酸的作用下，小肠黏膜产生了一个化学物质，当其进入血液后，随着血液循环系统被搬运到胰腺，引起胰液分泌。

开放的思维将贝利斯和斯塔林带到了新的圣地。他们着手验证新的想法。他们将实验狗的小肠剪下来一段，刮下黏膜，掺入砂子和稀盐酸搅拌研磨，过滤提取液体，再注射到同一条实验狗的静脉中去。实验狗出现了明显的胰液分泌反应，比切除神经的实验还要强烈。这证实了他们的猜想！一个刺激胰液分泌的化学物质被发现，这就是促胰液素，它在生理学史上具有重要意义。

贝利斯和斯塔林并未停下脚步。他们敏锐地感觉到，促胰液素的发现并不单纯，它是一种调节机体机能的新机制。他们发现了一个通过化学信使传递、调节远处器官活动的方式。贝利斯和斯塔林将其命名为"激素"，这是第一个被认识的激素，内分泌学就此诞生。

在随后的日子里，新的激素不断被发现，极大地扩展了人类

-190-

对自身机体控制和调节的认识。

[思政元素]

严谨求真，锐意进取；躬身科研，开拓创新。

[思政切入点]

1.严谨求真，锐意进取。巴甫洛夫的学生们是最可能首先发现"促胰液素"的人，但在老师强大的光环下，他们没有提出质疑。法国科学家沃泰默的实验很完美，本应更进一步，但对权威的盲目相信，让其失去了发现真理的机会。贝利斯和斯塔林在前人基础上，抓住机遇，锐意进取，最终发现了促胰液素。

2.躬身科研，开拓创新。贝利斯和斯塔林受到沃泰默论文的启发，立即动手进行实验验证，并在验证的基础上提出质疑，使得他们发现了促胰液素，并持续实践，发现激素调节机体机能的新机制，将人体机能的控制调节带入了新的领域，推动了医学的发展。

医学课程思政百例

案例 74　斯佩里和裂脑人

[课程名称]　生理学

[案例叙述]

斯佩里因对大脑半球功能分工的研究与另外两位学者一起分享了 1981 年的诺贝尔生理学或医学奖。斯佩里的工作主要是通过对裂脑人的研究，发现了左右脑的分工，而且是功能上的分工。左脑被称为理性的脑，有关逻辑思维、语言、数学、推理分析等功能，主要是在大脑的左半球，所以左脑也被称为学术脑或抽象脑。右脑为感性的脑，其主要功能是绘画、音乐、情感、想象和创造等，所以右脑被称为艺术脑和创造脑。

人脑中两个大脑半球之间由很多神经纤维相互沟通，其主要沟通的部分是胼胝体，此外还有前连合和穹隆连合。斯佩里研究左右脑分工的实验主要是裂脑实验。裂脑实验就是把人或者灵长类动物的两个大脑半球之间的胼胝体从中间一刀切开，切断其间的主要联系，形成裂脑。

斯佩里通过一系列的实验，发现两个大脑半球在功能上是不一样的。他首先切开了一个猴子的胼胝体，使它成为裂脑动物。为了观察裂脑猴子的视觉反应，还将其视交叉切断。斯佩里蒙住猴子的一只眼睛，对另一只眼睛进行单眼训练。让它形成看"＋"时有食物，看"○"时没食物，形成条件反射。然后，将受训的眼蒙上，让另一只眼观察。实验结果显示，正常的猴子两

-192-

眼都可分别进行单眼状态下的条件反射，而裂脑猴子只能由受训练的眼产生条件反射，而没有受训练的眼则不能产生条件反射。这表明裂脑猴子的胼胝体被切断后，影响了两侧大脑皮层的有效联系。

20世纪40年代起，一些医生用切开患者胼胝体的方法进行癫痫治疗，目的是减少癫痫发作的次数和降低发作的强度。斯佩里又对一些因治疗癫痫而离断了胼胝体的裂脑人进行了测试。他在患者的两眼中间快速展示一个由两个词组成的复合词，其中一个词在左边，另外一个词在右边。比如说 "hat band"（帽带），裂脑人会说看到了什么带，他会猜测说球带或者鞋带，但他不能准确地说出是帽带，但对于正常人来说，很容易说出复合词。斯佩里认为，这是因为裂脑人不能将分别由两只眼看到的信息通过左右大脑的联系进行处理。斯佩里通过一系列的实验表明，两个大脑半球在功能上是有分工的。

[思政元素]

脚踏实地，躬身科研。

[思政切入点]

脚踏实地，躬身科研。斯佩里在发现大脑半球功能分工研究过程中，开展了一系列的裂脑实验，包括观察胼胝体从中间切开的灵长类动物及人，观察其视觉反应，从而判断大脑半球的功能异同点。任何一个科学假说的提出都需要科学实验的验证和支持，斯佩里对裂脑动物或人的脑功能研究很好地验证了其科学假说，从中我们可以看到脚踏实地地开展实验研究的重要性。

-193-

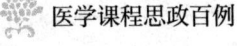医学课程思政百例

案例75　中国生理学的奠基人林可胜

[课程名称]　生理学

[案例叙述]

林可胜（1897—1969），新加坡籍华人，生理学家，中国生理学的奠基人。他发现了"肠抑胃素"，开中国人发现激素之先河；他对痛觉生理，特别是对认识阿司匹林镇痛机制有卓著贡献。

为了研究阿司匹林的镇痛作用，林可胜把缓激肽注入自己的动脉血管中，使身体产生剧烈疼痛，再用阿司匹林来镇痛。从试验纪录影片中，人们看到他痛苦扭动的情景。实际上，林可胜在自己身上做试验绝非仅此一项，著名的组胺刺激胃分泌的试验，也是他在自己身上做的。

林可胜为中国抗日战争的胜利做出了巨大贡献。从1933年长城抗战开始，他就发起组织现代化抗日救护队，担负起艰巨的救护任务。"七七事变"后他聚集起一支意志坚定、医术精湛的战地救护队，奔赴最前线，并以此为核心组成了中国红十字总会救护总队。林可胜还开办了当时中国最大的医护人员培训基地——战时卫生人员训练总所，并吸引了一批国际友人来华参与医疗工作或慷慨资助。林可胜随中国远征军出征，深入不毛之地，在异域他乡扬国威，为抗日战争的胜利立下汗马功劳。

抗日战争胜利后，林可胜将目光投向了战后科学研究和医学

-194-

教育，他不仅委托其学生冯德培筹划在当时的最高学术研究机关成立医学研究所，还在上海组建了国防医学院并担任首任院长，从而创立了我国的军医教育体系。

[思政元素]

躬身科研，开拓创新；大医精诚，泽被苍生。

[思政切入点]

1. 躬身科研，开拓创新。为了研究阿司匹林的镇痛作用，林可胜先把缓激肽注入自己的动脉血管中，使身体产生剧烈的疼痛，然后再用阿司匹林来镇痛。这表现出了他献身科研的精神。

2. 大医精诚，泽被苍生。"七七事变"后林可胜聚集起一支意志坚定、医术精湛的战地救护队，奔赴最前线，并以此为核心组成了中国红十字总会救护总队。

医学课程思政百例

案例 76　人工耳蜗

[课程名称]　生理学

[案例叙述]

耳聋使患者生活质量严重降低，甚至一些先天性听力障碍的新生儿，终生无法学会说话，只能通过文字或手语交流。临床上听力损失主要分传导性耳聋、神经性耳聋和混合性耳聋三种。尽管配戴助听器可以使部分听力语言障碍患者获得或改善听力，但对很多重度、极重度双侧耳聋患者来说，配戴助听器效果不佳或无效。所谓重度、极重度耳聋患者是指没有实用听力、佩戴大功率助听器效果不佳或无效的人，他们现在唯一的希望是接受人工耳蜗植入手术。人工耳蜗能够收集声音，同时会对声音进行编码处理，转化为电信号，然后通过刺激听神经，把声音继续传递下去。人工耳蜗是目前唯一能使全聋患者恢复听力的医学装置，全球几十万耳聋患者已受益于此，半数以上是儿童。

人工耳蜗的发展历史可以追溯到 1800 年，意大利科学家伏特通过在双耳各插一根金属棒，在电路接通后听到了液体煮沸样的声音，发现电刺激正常耳可以产生听觉。到了 1940 年，美国的克拉克·琼斯、斯坦利·史密斯·史蒂文斯和摩西·鲁里将电极直接插入 20 名患者的中耳鼓室内，其中大多数患者接受了根治性乳突手术，并去除了中耳鼓膜和听小骨。这些电极靠近内耳并因此能产生声音，再次印证了直接刺激听神经可能导致听力产

-196-

生的猜想。1957 年法国科学家乔诺和艾里斯首次将电极植入一耳蜗结构破坏严重的全聋患者的耳蜗内，使该病人感知环境声获得音感。受到乔诺和艾里斯的启发，洛杉矶耳科医生威廉·豪斯于1961 年 1 月成功地将一根金制的电极线通过圆窗前方的耳蜗开窗口插入耳蜗的鼓阶之中。为了提高患者的言语识别率，他在电极上分五个部分刺激耳蜗，每部分分别对应接受特定的频率。这次，患者有了一些基本的频率识别能力，可以听到一些小的、简短的单词。与 4 年前乔诺和艾里斯把电极放在游离的听神经上不同的是，豪斯是通过耳蜗开窗的方式，把电极插进了耳蜗内部。所以，这是真正意义上的第一次人工耳蜗植入术。因此，威廉·豪斯教授也被人们称为人工耳蜗之父。此后，人工耳蜗进入了快速发展阶段。1972 年美国 House-3M 单通道人工耳蜗成为第一代商品化装置，至 20 世纪 80 年代中期共有 1000 多名使用者。

事实上，人工耳蜗之父威廉·豪斯教授直到去世时都没有申请人工耳蜗的专利。豪斯医生希望将来能有更多的人投入这项未竟的事业中，因为世界上还有数以百万计的听障者需要治疗，而他们付不起现有人工耳蜗的高昂费用。豪斯发明植入人工耳蜗的过程其实是遭到了很多人的严厉反对。但是当豪斯医生被问及，为何阻力重重仍要坚持时，他是这样回答的："我最不愿意去告诉那些听障儿童的家长，你们的孩子不得不学习手语，也必须送他到特殊学校去学习。我觉得只要能避免这种悲剧，任何事情都是值得的。当患者们能够听见声音，他们欣喜若狂地告诉我，他们是多么感激的时候，我知道我的坚持是对的。一个两到三岁时接受我们的人工耳蜗植入的孩子，后来甚至成了一名语言学家，所以我知道这项人工耳蜗技术是要坚持下去的！"

医学课程思政百例

美国国家听力评估和管理中心创办人卡尔·怀特在接受采访时曾说，如果没有豪斯的贡献，耳蜗植入技术的发明可能还会推后十多年。1995年，为表彰豪斯在医学界做出的贡献，美国头颈外科基金科学院为他颁发了奖项。今天，全世界已有40万人植入人工耳蜗，如果没有豪斯的智慧和无私，耳蜗植入技术还要推迟多久尚未可知，而能够推测的是，将会多出40万口不能言、生活不便的听障人士。

［思政元素］

敬畏生命，感恩奉献；大医精诚，泽被苍生。

［思政切入点］

1. 敬畏生命，感恩奉献。威廉·豪斯教授直到去世时都没有申请人工耳蜗的专利，而他也没有因为这项划时代的伟大发明为自己谋取利益。

2. 大医精诚，泽被苍生。豪斯发明植入人工耳蜗的过程遭到了很多人的严厉反对，但是仍然坚持发明。

-198-

案例 77 肾移植发展史

[课程名称] 生理学

[案例叙述]

很早以前中国和古欧洲就有人开始幻想将器官移植用于治疗疾病。中国的《列子》一书中记载了公元前 300 年神医扁鹊为两个心脏有疾病的人施行互换心脏术的故事。

1902 年，奥地利维也纳医学院的乌尔曼医生首次成功地将狗的一个肾脏移植到病人的颈部，狗肾顺利地排出少许尿液。遗憾的是乌尔曼医生没有再继续这方面的研究。

1905 年，法国医生亚历克西·卡雷尔开展了血管吻合的各种器官移植实验研究。他发明了特殊的针和线，以及特别的"三线缝合"技术，极大提高了血管缝合的成功率。他研究器官移植技术，解决了移植中的外科手术问题，开创了现代器官移植历史的新纪元。由于卡雷尔的血管吻合技术对器官移植的发展做出了巨大的贡献，1912 年他获得了诺贝尔生理学或医学奖。

1933 年，乌克兰医生沃罗诺伊利用输血的血清定型方法，首次完成同种人体间的肾脏移植，可惜没有成功。

1942 年，英国医生彼得·梅达瓦等在研究烧伤患者异体植皮失败的原因时，证实移植排斥反应的机制是供体抗原激活受体免疫系统识别移植物与异己，并加以排斥，揭开了移植排斥之谜，奠定了排斥反应的免疫学基础，初创了移植免疫学。

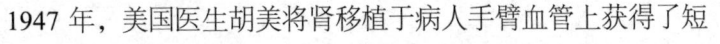

1947 年，美国医生胡美将肾移植于病人手臂血管上获得了短期有功能存活，使得这位急性肾衰竭病人得以生存。

1954 年，美国哈佛大学的梅里尔及默里医生第一次成功地完成了一对双胞胎之间的肾移植，患者没有用任何免疫抑制药物，移植肾获得了长期存活。这是人类医学史上首例获得成功的器官移植手术，开创了器官移植手术的先河，他们因此获得了 1990 年的诺贝尔生理学或医学奖。

1954 年开始，默里医生先后进行了 3 次不同类型的肾移植，相继获得成功，标志着现代器官移植进入了全新的实际操作阶段。1962 年，他首次成功地施行了尸体肾移植，同时改用硫唑嘌呤作为免疫抑制剂，移植肾的存活时间有了突破性进展。随着 1978 年免疫抑制剂环孢素 A 的问世，掀起了移植学科的一场革命，开辟了器官移植的新纪元。

1960 年，中国著名泌尿外科专家吴阶平教授完成了我国第一例同种异体肾移植。目前，我国大多数三甲医院都设立有泌尿外科，能开展肾移植手术，而且肾移植 1 年存活率达 90% 以上，5 年存活率接近 70%。

[思政元素]

开拓创新，敢为人先；脚踏实地，躬身科研。

[思政切入点]

1. 开拓创新，敢为人先。肾移植的发展史，是一代代、一位位医学工作者不断探索的过程；肾移植的发展史，从幻想到现实，经历几年，甚至几十年，无数次的挫折和失败，最终取得成功。

2. 脚踏实地，躬身科研。肾移植的成功，离不开前期多位科研工作者所做的基础医学研究，因为有了这么多医学工作者前赴后继的坚持，才有了肾移植术的成功，直至技术的成熟。

案例 78　血型之惑

[课程名称]　生理学

[案例叙述]

2007 年 2 月，随着一声响亮的啼哭，一对年轻的夫妇在南宁某医院产科生下了一个 3300g 的男孩，母子平安，全家人为新生命的到来开心不已。谁知第二天孩子的肤色偏黄，检查黄疸值超过了 414.9（正常 1.7～21mg/100mL），怀疑孩子得了黄疸，同时考虑黄疸是否因为新生儿溶血症引起。经过检验，孩子的母亲是 O 型血，父亲也是 O 型血，孩子是 B 型血。根据遗传学规律，O 型血的父母不可能生下 B 型血的孩子。

这时需要考虑几个问题：是否在医院抱错了孩子？医院的血型检验是否有误？带着这两个问题，首先医院重新核查了整个产后流程，从护理宝宝的每一个流程进行仔细排查，分娩时间接近的宝宝也核对了。核对整个流程，没有错误。此后医院核查了血型，重新核对后血型检测无误。为防仪器检测错误，医院与患者共同来到了南宁中心血站重新检测血型。南宁中心血站的检测和医院的一致。排除医院方面存在问题的可能性后，孩子父母和医院决定进一步开展亲子鉴定，从而可以进一步验证、解决问题，通过 16 个位点的相关检测，发现 16 个位点完全符合孟德尔遗传规律，根据亲子概率的计算，他们的亲生关系达到 99.99%，这说明，这个孩子是他们的亲生骨肉。

这时，这个离奇的故事引起了血液免疫和遗传学专家吴国光教授的注意。吴教授抽取了孩子、孩子父母、孩子祖父母的血样进行血型基因检测。通过检测发现，孩子祖父母是B型血，孩子父亲是O型血，孩子是B型血，所以不正常的是孩子父亲的血型。经检查发现，孩子父亲血液中有B基因，而且是正常的，但为什么不能表现B型血呢？吴国光教授设计了一套分子生物学血型基因检测方法，抽取孩子父亲的基因，进行扩增扩大，对一个个分子进行序列分析，并与一般人的血型进行基因比对，发现小孩父亲表现的O型血不是我们平常说的O型血，而是特异的B型血。一个人有B基因，决定B型血的糖类物质就会连接在H基本体上，形成B抗原，然后表现出B型血。H基本体在这里发挥着载体作用，而决定H基本体能否发挥作用的是H基因。孩子父亲的H基因没有功能，所以H基本体的载体作用发挥不出来。在常规的检查中，有B基因但显现不出B抗原，血型就出现了O型的假象。异常的H基因在孩子的祖父母各有一条，而孩子父亲遗传了两条异常的H基因，孩子的血液中也有一条。

[思政元素]

勇于质疑，追求真理。

[思政切入点]

勇于质疑，追求真理。当我们发现与现有医学知识不相符合的医学现象时，要从问题本身出发，医院要核查自身在诊疗过程中可能出现的差错，严谨求实。面对新出现的疑难，一步一步探查，分析问题的可能原因，要像吴教授一样运用自身的专业知识，认真细致的分析问题、解决问题，最终获得事实真相。

医学课程思政百例

案例 79　膜片钳技术

[课程名称]　生理学

[案例叙述]

在电生理学研究中有一个重要的学说，就是赫胥黎和霍奇金建立的离子学说。这个学说要成立，需先解决离子是通过什么方式进出细胞的这一问题。霍奇金和赫胥黎认为，可能是通过细胞膜上一些特殊的点。那么这些点又是什么呢？实际上就是离子通道。那么如何来证明这一点呢？

这就不得不提到 1991 年的诺贝尔生理学或医学奖获得者内尔和萨克曼及他们发明的膜片钳技术。内尔是一个具有物理学背景的科学家，动手能力非常强；而萨克曼是一个生理学家，萨克曼的母亲是德国非常著名的医生，据说他的外公是泰国历史上第一位现代医院的院长，是泰国国王的御医。可见，内尔和萨克曼从事的是生理学和生物物理学研究。

膜片钳技术是在电压钳技术上进一步改进和发展的。实验时，把玻璃微电极尖端拉得更细小，接近几微米，然后把玻璃微电极靠近一个细胞。当这个玻璃微电极靠近一个细胞时，在玻璃微电极内稍稍施加一点负压，就可以把一小块细胞膜吸进去，但这块细胞膜并不会被从细胞上吸下来，而是会在细胞膜周围由玻璃电极形成高阻封接。如果幸运的话，吸上去的这一小块细胞膜上可能就会有一个或者两个离子通道，那么就可以记录单个离子

-204-

通道电导的变化。

膜片钳技术及分子生物学技术的运用证明，霍奇金和赫胥黎的离子学说中所谓的点就是细胞膜上的一些特殊的蛋白质－离子通道。离子是通过细胞膜上的离子通道进出细胞膜的。

内尔和萨克曼的合作是典型的具有不同学科优势的学者一起合作创新的范例。内尔与中国学者的关系非常好。20 世纪 80 年代，华中科技大学康华光教授团队和当时的同济医科大学李之望教授团队合作，在内尔的指导下，制作出了中国的第一台膜片钳，培养了一批人才。中国是世界上仅有的能设计和制作膜片钳的几个国家之一，中国有关膜片钳的工作得到了内尔的高度肯定。

［思政元素］

团结协作，甘为人梯。

［思政切入点］

团结协作，甘为人梯。内尔和萨克曼的学科背景不一样，但是他们联合利用自己学科背景优势，创造了生理学史上的奇迹，改进了实验设备，建立了膜片钳技术，最终发现了离子通道。这几位科学家接续努力、团结协作，取得了瞩目的科研成就。在内尔的指导帮助下，中国的科学家制作出了中国的第一台膜片钳，跻身世界前列。

医学课程思政百例

案例 80　宋慈与《洗冤集录》

[课程名称]　病理学

[案例叙述]

《洗冤集录》是一本著名的法医学著作，由南宋人宋慈所著，又名《洗冤录》《宋提刑洗冤集录》，成书于淳祐七年(1247 年)。全书内容丰富、见解精湛，绝大部分内容都来源于作者的实践经验，是中国现存最早的法医学著作，在宋以后的元、明、清三朝更是刑、法官必读之书。后世诸多法医著作多以此书为蓝本，或者加以注释，或者对其进行增补。

宋慈，字惠父，建阳（今属福建）人。他的父亲宋巩曾任南宋广州节度推官，即为节度使幕府掌管刑狱的官员。宋慈对于刑狱方面的兴趣和经验，受其父影响颇深。宋慈于嘉定年间考中进士，曾历任主簿、知县、通判和经略安抚使等职，其间多次主管刑狱，经验非常丰富。比如《洗冤集录》中有记载：若身上无痕，面色赤，此是被人倒提入水搵死。若尸面色微赤，口鼻内有泥水沫，肚内有水，腹肚微胀，真是淹水身死。若因病患溺死，则不计水之深浅可以致死，身上别无它故。单溺水一事，宋慈就记录了溺亡和死后入水等十余种情况，并加以详细描述。宋慈通过对当时传世的尸伤检验著作加以综合、核定和提炼，同时结合自己丰富的审案检验经验，完成了这部系统的法医学著作。《洗冤集录》凝集了宋慈一生的断案经验及其求真求实的学术思想，

-206-

在法医学领域有很高的参考价值。

《洗冤集录》共五卷，内容涉及条令、总说、验伤、验尸、验骨、验血、各种伤死情况及疑难杂说，包括人体解剖、检验尸体、检查现场、鉴定死伤原因、自杀或谋杀的各种现象、各种毒物和急救、解毒的方法等，是我国现存第一部系统性编撰的古代司法检验专著。《洗冤集录》也被公认为是世界上第一部法医学专著，被译成朝、日、英、德、法、荷等多国文字，引起了国际上的重视。中外法医界普遍认为宋慈开创了"法医鉴定学"，因此，他也被尊为世界法医学鼻祖。

宋慈深受"格物穷理"的理学思想熏陶，在《洗冤集录》开篇即言：狱事莫重于大辟，大辟莫重于初情，初情莫重于检验。重视司法检验证据便是贯彻"格物致知"思想的体现。随着自然科学理论和技术的进步与发展，现代法医学的研究方法也在不断更新。比如《洗冤集录》中记载的"检滴骨亲"，以此来断定血缘关系，但在现代法医学中，亲缘关系鉴定的方法更加科学准确。1987年之前，中国还没有基因检测技术，法医主要依靠血型进行鉴定。现在，已经可以通过检测几个细胞确定个人身份。轰动全国的"甘肃白银案"中，警方就是通过 Y 染色体检验，发现了犯罪嫌疑人的男性亲属，从而锁定了嫌疑人。法医学的发展依赖于基础学科的科研水平及人们对科学的认知。与宋慈所处的年代相比，现代法医学所依赖的理论和技术无疑能够大大降低错误率，减少冤假错案。如宋慈这样的一代代法医人传承下来的严谨求实的学术精神，才是构成我国法医学的本质内核，将会继续引导后来人为法医学的发展做出贡献。

医学课程思政百例

[思政元素]

求真求实，科学严谨；传承创新，文化自信。

[思政切入点]

1. 求真求实，科学严谨。宋慈主张死刑案件证据优先，要注重检验。《洗冤集录》正是他重视检验证据的体现。里面详细记载的关于各种伤、死情况的勘验条目凝集了他丰富的断案及检验经验和他严谨求实的学术精神。这种学术精神恰恰构成了法医学甚至各学科的本质内涵。

2. 传承创新，文化自信。宋慈的伟大成就告诉我们，不仅要学习先辈们不懈探索的科研精神，还要坚定我们的文化自信。现代法医学受益于科学技术的飞速发展，未来一定会有更多奇迹发生。我们还须不忘前人的初心，继续为我们国家各学科的发展添砖加瓦。

案例 81　伟大的病理学家陆献瑜

[课程名称]　病理学

[案例叙述]

陆献瑜是一位病理科教授，为医学事业奋斗终生，治学严谨，为国家培养了一大批肿瘤病理人才。

陆献瑜教授于 1950 年毕业于中山大学医学院。在读大学期间，为钻研病理学，她深入多数人害怕提及的乱坟岗，寻找无人认领的尸体骨骼，洗干净后一笔一画地绘制成最直观的人体解剖图。

陆教授的工作主要是对肿瘤进行病理诊断。她热爱自己的工作，重点专注研究恶性淋巴瘤。在热爱和责任的驱动下，陆教授多次发现似癌而非癌的病例，纠正了许多错误诊断，挽救了许多患者的人生。20 世纪 80 年代，陆教授在诊断一例外院送来会诊的病理标本时，看到初诊上写着"转移癌"，但是术中记录显示切除腹壁小肿块，并未发现患者身上其他部位有肿瘤。转移癌从哪里来？陆献瑜教授心中打了个大大的问号。为了明确诊断，陆教授多次前往会诊病例所在的医院翻看临床手术记录，结合病理标本多次审查，最终在一个多月的奔波后将诊断由"转移癌"更正为"良性肿瘤"。这是一位年轻解放军干部的病理标本，这次病理诊断的改判打消了他轻生的念头，也拯救了他的未来。

陆教授非常重视肿瘤病理人才的培养。从 20 世纪 80 年代起

-209-

医学课程思政百例

就开始在中山大学肿瘤防治中心（简称"中肿"）创办全国肿瘤病理进修班，进修班采用小班教学，一年一期。即使在当时科室人力不足、条件差的情况下，陆教授仍每年坚持办班。中肿病理科吴秋良教授回忆：当年病理科的条件非常简陋，空间也非常有限，取材只能在阳台。每到下午，太阳就照在每个取材的病理医生身上，闷热而难受，但这些丝毫没有阻挡陆教授办肿瘤病理进修班的热情和初心。20 世纪 80 ～ 90 年代，陆教授连续办了十几年的肿瘤病理进修班，培养的肿瘤病理专科人才不计其数。

陆教授志愿将自己的遗体捐献给医学事业。2001 年，她拉着自己的儿女、先生一起去相关部门签署了遗体捐赠手续，以确保将来自己的遗体可以捐给医学教学事业。她与其他捐赠者不同，她在备注栏写了 3 个意见：除捐献角膜移植外，遗体有用的器官均提供给患者做器官移植用；有价值的病变器官供病理教研室做标本；全副骨骼完整地留给人体解剖教研室教学用，并在颅骨刻姓名、性别和死亡年月日，以后供考古学参考。

2018 年陆献瑜教授溘然长逝。她的躯体最终和她的灵魂一样毫无保留地奉献给了她终生热爱的医学教育事业。

[思政元素]

开拓创新，躬身科研；严谨求实，诚实守信；甘为人梯，感恩奉献。

[思政切入点]

1. 开拓创新，躬身科研。陆献瑜教授为钻研病理学，深入多数人害怕的乱坟岗，寻找无人认领的尸体骨骼，洗干净后一笔一画地绘制最直观的人体解剖图。

2. 严谨求实，诚实守信。20世纪80年代，陆教授在诊断一例外院送来会诊的病理标本时，注意到了初诊报告和术中记录的矛盾之处，并多次前往病例所在的医院翻看记录，最终在一个多月的奔波后将诊断由"转移癌"更正为"良性肿瘤"。

3. 甘为人梯，感恩奉献。20世纪80～90年代，在科室人力不足、条件差的情况下，陆教授仍每年坚持办班，培养了无数的肿瘤病理专科人才。陆教授在生前就自愿捐赠遗体，用于器官捐赠、医学教育和病理研究，愿意为了科学和患者毫无保留地奉献。

医学课程思政百例

案例 82　食管拉网法的发明

[课程名称]　病理学

[案例叙述]

食管癌为恶性肿瘤，主要症状为哽噎和吞咽困难，严重影响患者的生活质量。河南林县（现为林州市）为食管癌的高发地区，在 20 世纪 50～60 年代流传着"得了噎食膈，阎王就请客，神仙也难治，吃秋不吃麦"的民谣。食管拉网法的发明解决了食管癌早期诊断及癌前病变研究中的重大难题。食管拉网法的发明者就是食管癌防治先驱沈琼。

沈琼曾任武汉大学医学院附属医院医师、讲师。1955 年到河南医学院，任病理学教研室副主任。1959 年，他参加了由河南医学院为主组建的"河南省肿瘤防治队"，来到了当时的食管癌高发区林县。

沈琼带领年轻医生到林县农村巡回普查，生活十分艰苦。工作地点是简陋的民房，吃的是杂粮红薯，还有霉变的米糠饼。每天行程几十千米，大多是崎岖山路。由于十分劳累，再加上营养太差，不久沈琼就患了浮肿病。有的同事劝他回郑州治疗，武汉医学院也来函请他回武汉工作，但他说："我们刚开始普查，岂能半途而废？我有点浮肿可能是刚来生地不适应，自己调整一下就好了。"

起初普查食管癌用的食管镜，病人恐惧地称之为"吞宝剑"，

-212-

这一方法不但有痛苦，而且一旦查出往往是中晚期癌，无计可施。于是不少群众听说来普查就采取躲避或抵制态度。

沈琼下决心要研究出一种群众能够接受、痛苦小且能发现早期食管癌的新检查方法。一开始他整日冥思苦想，根据查阅的国内外有关资料，采取食管冲洗和探针擦拭等方法，但都没有取得成效。后来他亲身试验，先在胃管的末端装上一个密闭的气囊，外面装上指套，忍着恶心吞了下去，充气后提出，试验多次，显微镜下都没有发现脱落细胞。他反复琢磨，忽然想到了农村老大娘头发上使用的网套，是否能借此网住细胞呢？于是他将这种发套缚在气囊外面，再次亲自试吞。令人惊喜的是，在网套上看到了食管黏膜表面的细胞。

虽然初步试验有效，但这种发套比较粗糙，对食管有较强刺激，受检者难以接受。于是他和同事们反复研究试验，后来改用细软脱脂棉线编织的网，制成了可以顺利吞咽的"网囊食管细胞采取器"。在应用中，沈琼和同事们又多次试验改进，及时发现并弥补了这种方法的某些不足之处，如创制了适合采取食管和贲门细胞的葫芦形采取器；为了准确对癌定位，采取了"分段拉网法"等。

研究证明，拉网法使食管癌诊断准确率大大提高，可以早期发现食管癌。采取早治疗措施，可使早期食管癌患者5年生存率达到90%，有的患者早期手术可存活10年、15年，甚至20年以上。第一批普查中，有位老红军无吞咽困难等症状，但拉网检查时发现食管细胞早期癌变，手术后健康生活了17年。

在以后的研究中，沈琼和病理学的同事们经过大量拉网涂片，对各种食管细胞的形态特征和有关数据等进行了观察分析对

医学课程思政百例

比，将其划分为正常、轻度增生、重度增生、近癌（癌前期）和癌等几个阶段，便于鉴别诊断，同时进一步明确了食管细胞上皮增生与食管癌的关系，创建了食管细胞诊断学，为食管癌防治提供了参考依据。

［思政元素］

脚踏实地，躬身科研；大医精诚，泽被苍生。

［思政切入点］

1. 脚踏实地，躬身科研。在林县食管癌的普查中，为研究出一种群众能够接受、痛苦小、能发现早期食管癌的新检查方法，沈琼冥思苦想，创造性地设计了食管细胞采取器，在此过程中，他亲手编织线网，多次自己吞咽尝试，取得经验，终于创造了食管拉网法。

2. 大医精诚，泽被苍生。在普查过程中，沈琼与农民同吃同住同劳动，和农民交朋友。他看到有的农民生活贫困，就尽力给予帮助，甚至多次从自己的工资中拿出钱，拿出自己节省的粮票，送给特困户。有的农民患了其他病，他也帮助诊治，还介绍疑难病患者到郑州就医，看哪个科、找哪位医生，他都详细介绍，免得患者走弯路。

-214-

案例 83　糖丸爷爷顾方舟

[课程名称]　病理学

[案例叙述]

一粒小小的糖丸，承载了很多人的儿时记忆，也护佑了几代中国人的健康成长。而这粒甜甜的药丸里包裹着的，是一位"糖丸爷爷"为抗击脊髓灰质炎而奉献一生的故事。

顾方舟，1926 年 6 月 16 日出生于上海，祖籍浙江宁波。1955 年，顾方舟毕业回国。同年脊髓灰质炎在江苏南通暴发，1600 多人突然瘫痪，多数为儿童，400 多人死亡，随后该病在中国迅速蔓延。1957 年，顾方舟临危受命，开始研究和攻克脊髓灰质炎。

1958 年，顾方舟和同志们成功地分离出了脊髓灰质炎病毒，然后就进入到研发疫苗的攻坚阶段。当时，国外的脊髓灰质炎疫苗分为活疫苗和死疫苗两种。死疫苗工艺成熟，能确保已经感染病毒的患者不发病，但不能阻止脊髓灰质炎病毒在人群中的传播，且费用昂贵；活疫苗高效、便宜，但安全性尚待研究。顾方舟认为，疫苗研发须符合中国国情，死疫苗虽可直接投入生产使用，但国内无力生产；活疫苗成本只有死疫苗的千分之一，研究人员要敢于担负起活疫苗的有效性和安全性研究。

1959 年，顾方舟带领团队一头扎进了云南的深山展开了中国脊髓灰质炎活疫苗的研究工作。顾方舟和同志们克服种种困难，

医学课程思政百例

几乎不眠不休，抢时间研发疫苗。经过不懈努力，1959年年底，减毒活疫苗诞生了，动物实验证明安全有效。但这个疫苗能不能用在人的身上？冒着瘫痪的风险，顾方舟和同事们义无反顾地喝下了一小瓶疫苗溶液，之后的10天里，他们互相观察、监测身体的状况和各项数据指征，值得庆幸的是，疫苗顺利通过了成人测试。但是脊髓灰质炎多发于7岁以下的儿童，必须要在儿童身上进行临床试验。于是，顾方舟瞒着妻子，喂不满一岁的儿子服下疫苗。"如果我们生产的疫苗自己都不信任，那让别人怎么放心使用"，顾方舟对同事说。在顾方舟的带领下，拥有适龄孩子的同事也以子试药，为疫苗Ⅱ期临床试验的安全性和药效的初步评价提供了支撑。

1960年年底，首批500万人份疫苗在全国11个城市推广，流行高峰纷纷削减。

全国疫情逐渐平息，顾方舟意识到疫苗广泛推广的难题——要保证疫苗活性，同时能让疫苗有效地覆盖全国，储藏和运输成了大问题。经过一年多的研究测试，脊灰糖丸疫苗研制成功。用滚汤圆的方式，把液体疫苗包在糖和奶粉里，做成"糖丸"，装在保温瓶中，再把冰块放进去，这样就解决了储运问题。于是糖丸疫苗就出现了，它迅速覆盖了每一个角落，陪伴了几代孩子。

2000年，世界卫生组织正式宣布中国为无脊灰状态。

[思政元素]

开拓创新，锐意进取；舍己为人，医者大仁。

[思政切入点]

1. 开拓创新，锐意进取。在研究脊髓灰质炎疫苗的当时，国外已有的疫苗分为活疫苗和死疫苗两种。死疫苗工艺成熟，能确保已经感染病毒的患者不发病，但不能阻止病毒在人群中的传播，且费用昂贵；活疫苗高效、便宜，但安全性尚待研究。顾方舟认为，疫苗研发须符合中国国情，死疫苗虽可直接投入生产使用，但国内无力生产；活疫苗成本只有死疫苗的千分之一。他勇担个人风险，坚定建议和推行减毒活疫苗的免疫策略。

2. 舍己为人，医者大仁。脊髓灰质炎暴发之后，顾方舟抢时间研发疫苗，几乎不眠不休。随着疫苗临床试验开始，谁做第一批服用者成为问题。冒着瘫痪的风险，顾方舟喝下了一小瓶疫苗溶液。疫苗对大人无害，对孩子的安全性又如何呢？面对未知的风险，身为父亲的顾方舟，瞒着妻子，喂自己未满一岁的儿子服下了疫苗。

医学课程思政百例

案例 84 传奇药物阿司匹林的前世今生

[课程名称] 病理学

[案例叙述]

阿司匹林被誉为"天使药丸"，它名扬世界超过百年，与青霉素、安定并称世界医学史三大经典药物。几乎每一次人类出现新的重大疾病，阿司匹林的新作用就会被发现，并被迅速大规模推广。

阿司匹林的故事要追溯到 3500 多年前，当时古埃及最早的医学文献《埃伯斯纸草》就记载了柳树可用于消炎镇痛。公元前 400 年左右，医学之父希波克拉底用柳树皮提取物作为疼痛、发热及妇女分娩时的良药。在许多偏远的地方，产妇生育时，往往通过咀嚼柳树皮，以达到镇痛的目的。

在中国，其实也很早就发现了柳树的药用价值。据《神农本草经》记载，柳之根、皮、枝、叶均可入药，有祛痰明目、清热解毒、利尿防风之效，外敷可治牙痛。据李时珍的《本草纲目》记载，柳叶煎之，可疗心腹内血、止痛，治疥疮，柳枝和根皮煮酒，漱齿痛，煎服治黄疸白浊，柳絮止血，治湿痹、四肢挛急。但是，随着历史变迁，柳树作为药物一度失传，直到 1763 年英国人重新发现了柳树皮的药用价值，却苦于当时的技术，无法得知其有效成分。

1828 年，慕尼黑大学药学教授从柳树皮中提取出相对纯净

-218-

的黄色物质，并将其命名为水杨苷。10 年之后，意大利化学家成功地将水杨苷水解得到了葡萄糖和水杨醇组分，随后还成功将后者氧化为羧酸，也就是我们熟知的水杨酸，这是阿司匹林研究中的巨大突破。1852 年，法国化学家戈哈特第一次将乙酰基引入水杨酸分子的羟基上，成为历史上第一个合成乙酰水杨酸（阿司匹林）的人，但由于产物的不稳定性他放弃了后续研究。

在阿司匹林漫长的发现史中，还有位名叫赫尔曼·科尔贝的科学家不得不提，他最早使用"合成"这个词表示现代意义上的有机合成，他在 1859 年借助苯酚钠和二氧化碳在高温加压条件下的羧基化反应提出了用于合成水杨酸的科尔贝 – 施密特反应，可广泛用于水杨酸的生产。水杨酸诞生后并没有立即成为灵丹妙药，主要是因为它的副作用较多，例如对消化道黏膜造成刺激，引起呕吐，某些患者甚至会出现消化道溃疡。当时，年轻的拜耳公司试图对水杨酸的结构进行修饰以减小其对身体的刺激作用，尽管获得了不少相关专利，但真正的突破出现在 1897 年，当时实验室一位年轻的有机化学家费利克斯·霍夫曼合成了乙酰水杨酸并且能够结晶出纯净的产物作为医用。霍夫曼修饰后的产物解决了水杨酸的刺激性，两年后拜耳公司通过了乙酰水杨酸对疼痛、炎症及发热的临床疗效测试并将其注册为沿用至今的商品名"阿司匹林"，该药很快成为畅销药物。

关于霍夫曼发明阿司匹林，流传较广的还有一个比较感人的故事。据说，霍夫曼的父亲患有风湿性关节炎，需长期服用水杨酸进行消炎止痛，但长期服药造成他父亲严重的胃肠不适，充满孝心的霍夫曼决心对水杨酸的结构进行改造。最终，他将乙酰基团引入水杨酸分子，产生的化合物对胃部的刺激较小，这就是阿司匹林。

阿司匹林诞生后很快风靡全球，然而到了1971年，在解热镇痛类新药层出不穷之时，阿司匹林已经很难一家独大。这时人们对阿司匹林进行深入研究，发现了它的一些新用途，例如癌症预防、糖尿病防治、抑制血小板聚集、缓解白内障等，至今阿司匹林在医学中的地位依旧悍然不动。据统计，世界上几乎70%的人服用过阿司匹林。因发现阿司匹林作用机理而获得1982年诺贝尔生理学或医学奖的约翰·瓦内爵士说表示，尽管阿司匹林是一种古老的药物，但我们每天都可能在它身上发现新的东西。

[思政元素]

见微知著，持之以恒；开拓创新，躬身科研。

[思政切入点]

1. 见微知著，持之以恒。许多伟大的发明，或许都是从一件在当时人们习以为常的不起眼的小事中被发掘的，虽历尽困苦，但终究在人类医学史上留下浓墨重彩的一笔。以阿司匹林漫长的发现史为切入点，引导学生注意观察生活中的一些小事，从中发现大道理，并能够不畏困难，坚持下去。

2. 开拓创新，躬身科研。阿司匹林风靡全球后，科学家们并没有停止研究，而是继续不断探索，因此有了阿司匹林诸多新功能的不断被发现。以此为切入点，引导学生科学研究不能固守成规、故步自封，需要不断地与时俱进，不断开拓方能有创新。

案例 85　南粤楷模车小燕

[课程名称]　病理学

[案例叙述]

车小燕，珠江医院检验医学部主任，是国内知名的突发传染病检测检验专家。她是一名出色的医学教授，治学严谨，一生培养了 40 多名医学博士和硕士；她是一名优秀的女科学家，海外留学归来，长期从事医学检验的临床和科研工作，锲而不舍，成就斐然；她更是一名爱岗敬业、鞠躬尽瘁，把毕生精力都奉献给人民健康事业的追梦人。

2003 年春节前后，重症急性呼吸综合征（SARS）肆虐南粤大地。当时因其病因不明、传染性强，一批批患者和医护人员接连倒下。如何诊断、用什么来快速诊断？这是大家共同关注的难题。此时，车小燕主任主动请缨，向省科技厅立下军令状，研发诊断试剂盒。然而，这谈何容易。在当时，那是困扰全球的医学难题。车小燕主任凭着保护人民健康为己任的责任感和扎实的科研功底，毅然挑起了重任。她与时间赛跑，翻阅了大量的文献资料，走访了 20 多位专家学者，不畏感染风险，利用患者血清进行一次又一次检测，掌握了试剂盒的关键技术参数，经过 8 个月的连续奋战，车小燕和她的团队终于取得了成功。

此后，车小燕主任又发明了登革热病毒及四种亚型的快速检测方法，并申请四项国家发明专利。她牵头完成了国家重大科

-221-

技专项、国家 863 项目、国家自然科学基金重点项目等数十项课题，取得了国家科技进步奖二等奖、中华医学奖一等奖，攻克了多个世界性医学科技难题。

忙碌的科研工作之余，她多年如一日，潜心培养年青技术骨干。她看到周围有年轻同事工作中有畏难情绪时，总是不断地在实践中帮助他们克服困难，鼓励年轻人迎难而上，看到一些年轻人实验技术生疏，她甚至手把手教新员工操作技术。一位同事回忆：车主任给修改的标书，批注密密麻麻，十分详细，居然比自己原来的字数还要多。

车小燕主任时常说："人总要有点追求。"她的追求与梦想就是为人民的健康奉献自己的一切。

[思政元素]

崇尚科学，乐于奉献；躬身科研，团结进取。

[思政切入点]

1. 崇尚科学，乐于奉献。车小燕的一生都在为解决医疗难题而努力。当疫情发生时，她迎难而上，攻克难关。以此为切入点，引导学生感知医务工作者和医学科学家的爱国情怀，以及他们对医疗事业的热爱和奉献之情。

2. 躬身科研，团结进取。车小燕的一生致力于基础学科的研究，她细心指导、鼓励年轻人成长，始终以积极乐观的进取心对待研究。以此为切入点，引导学生思考科研成就的取得需团结进取，持之以恒。

案例86 在患者面前，我永远是一个小学生

[课程名词] 病理学

[案例叙述]

张孝骞（1897—1987），湖南长沙人，内科专家，医学教育家，中国科学院学部委员（院士）。

张孝骞坚守"治人而非仅治病"的初心，在临床中牢记"戒、慎、恐、惧"四个字，在疑难杂症面前出奇制胜。20世纪30年代，他创建了我国第一个消化专业组，对胃的分泌功能进行多方面研究，有的论文至今仍被国际学界引用。

"和患者在一起"是张孝骞教授最朴素的临床思维。85岁高龄时，他仍坚持一周进行2次门诊、4次查房。每次查房、门诊时，他都随身带着一个小本本，记录疑难病历的具体信息，作为他继续研究、思考、追查、验证的依据。日积月累，他的小本本竟然有好几箱子。

"张孝骞教授喜欢琢磨"，这是他给学生们留下的最深刻的印象。他看过的疑难病历都要反复琢磨，查找文献，有些患者的名字和病历号，几十年之后他仍然记得。

张孝骞教授常常告诫自己的学生们："不能只看各种检查、化验，而不看病人，不亲自接触病人""现代化的设备，只有与医生对病人的直接观察相结合，才能发挥作用"。当学生们向他请教诊断疑难病的"秘诀"的时候，他总是回答说，"没有什么奥

医学课程思政百例

妙，多接触病人，多学习别人的经验即可"。

张孝骞教授认为，临床诊断可分两个步骤，第一个步骤是收集资料。他认为最重要的是病史，因为病史是病人来求医的直接原因，50%以上的病例能够从病史得出初步诊断。第二个步骤是分析整理资料。他认为，查体的细致性、全面性是没有限度的，在一定程度上，人们只能看到自己要求的东西，如果临床大夫头脑中没有正确的方法论指导，那么对于病史的特点，以及听诊、触诊发现的异常体征就可能视而不见、听而不闻。因此，要有那种强烈的好奇心，透过查体中的意外发现，去追究发病的深层原因，目的是为了找到正确的诊断。张孝骞说："在患者面前，我永远是一个小学生。"

[思政元素]

脚踏实地，躬身科研。

[思政切入点]

脚踏实地，躬身科研。张孝骞老先生一生治学严谨，与患者在一起。每次查房、门诊时，他都随身带着一个小本本，记录疑难病历的具体信息，作为他继续研究、思考、追查、验证的依据。日积月累，他的小本本竟然有好几箱子。

案例 87　最强大的基因编辑工具

[课程名称]　生物化学

[案例叙述]

从发现脱氧核糖核酸（DNA），到可以可控地修改它，人类花了一百多年的时间。与 DNA 重组相比，基因编辑是对生物体原有 DNA 更精确、更高效率地修改。这一技术被誉为生物"黑科技"，也是生命科学领域最火技术之一。

CRISPR（规律间隔成簇短回文重复序列）–Cas9 是一种基因治疗法，这种方法能够通过 DNA 剪接技术治疗多种疾病。CRISPR–Cas9 的出现，使基因编辑技术的成本降低了 99%，以前需要花一年来进行的实验，现在只需要几个星期就可以完成，而且基本上拥有分子生物学实验室的任何人都能运用这项新技术。

为什么突然间出现这样的技术革命，它是如何被运作的呢？细菌具有一种有效的防病毒系统，当受到噬菌体的攻击时，它们会保存一部分病毒的 DNA 在自己的遗传密码中，就像是一份"黑名单"，被称之为 CRISPR DNA 档案。在这里，它被安全地存储，直到需要为止。当病毒再次攻击，它可以迅速地从 DNA 档案中复制一个核糖核酸（RNA），并武器化一个被称为 Cas9 的杀手工具酶。通过扫描和比对入侵者的 DNA 来发现外来病毒，当它发现一个 100% 的完美匹配，就会将它们切断，沉默外源基因

-225-

医学课程思政百例

的表达，抵抗病毒的干扰。科学家们通过研究发现 CRISPR 系统是可编程的，你可以给它你要修改的任何 DNA 拷贝，并将它置入一个活细胞中。如果旧的转基因操作方法像是一张地图，那 CRISPR 就像一个全球定位系统（GPS）系统。它适用于所有类型的细胞，细菌、植物、动物，甚至人类。2012 年 8 月，研究者在《科学》杂志上发表了 CRISPR–Cas9 基因编辑的工作原理。2013 年 2 月，张锋在《科学》杂志上发表成果，首次成功将 CRISPR–Cas9 基因编辑技术应用于哺乳动物和人类细胞。

癌症是由于基因突变或者 DNA 损伤等导致细胞出现恶性增殖，同时变异细胞可逃避免疫系统识别，CRISPR 让我们可以编辑人体的免疫细胞，使他们更容易追踪癌细胞。利用 CRISPR 技术，我们可以将患者体内的免疫细胞提取改造，再重新回输到患者体内，达到杀灭癌细胞的目的。2016 年初，第一个对人类患者进行 CRISPR 癌症治疗的临床试验在美国被批准。一个月后，中国科学家也宣布，将使用 CRISPR 改造免疫细胞来治疗肺癌患者。这些研究表明，使用 CRISPR 技术设计的癌症免疫疗法可能是一种很有前景的治疗方法，基于 CRISPR 的基因组编辑技术将有望在下一代癌症治疗的变革中发挥重要作用。此外，CRISPR 也正逐步被应用于遗传性疾病的治疗中，有科学家预测在 10 年或 20 年后，我们有可能永久治愈一些遗传性疾病。

2020 年，基因编辑技术 CRISPR–Cas9 现象发现者被授予诺贝尔生理学或医学奖。我国在基因治疗和基因编辑领域的研究应用已处于世界先进水平。不仅在科研领域，高水平论文轮番涌现，在治疗应用领域，优秀创业公司亦如雨后春笋般出现，临床治疗患者数量仅次于美国。

然而，在使用这一技术时，还需要注意生命伦理问题。不管是在科学界还是伦理学界，有一致遵守的"14天期限"标准，即使用人类胚胎体外研究不得在体外培养胚胎超过14天。科学如果不自我设限，人类就会陷入绝境。虽然基因编辑的临床应用潜力巨大，但如果让这项科学技术凌驾于医学伦理道德之上，那么，窥探人性的潘多拉之盒就会被打开。

任何一项技术本身都是中性的，没有好与坏之分，希望随着基因编辑技术的改进，相关法律也能尽快完善起来，在法律的约束下，最终使这项技术成为守护人类健康的一把利"剪"，服务临床，造福人类。

[思政元素]

躬身科研，泽被苍生；生命伦理，诚信守法。

[思政切入点]

1. 躬身科研，泽被苍生。我国科学家张锋首次证明了CRISPR-Cas9基因编辑技术在哺乳动物细胞中的作用机制，并在应用基因编辑技术治疗肿瘤及遗传性疾病上取得重要突破。

2. 生命伦理，诚信守法。基因编辑在给科学技术带来突破的同时，也有可能严重冲击社会伦理底线，以有些基因编辑技术会扰乱科学研究的正常秩序为切入点，加强学生们对科研诚信和创新的道德底线的全方位认知。科研诚信是科学精神与科学道德的基本要义，科研诚信建设是建设创新型国家和世界科技强国的必然要求，而创新必须以道德为底线。

医学课程思政百例

案例 88　勇攀科学高峰——人工合成牛胰岛素

[课程名称]　生物化学

[案例叙述]

胰岛素是由胰脏分泌的一种蛋白质，主要发挥降血糖和调节糖代谢的作用。1889 年，科学家梅林和闵可夫斯基首次发现了胰岛素和糖尿病的关联。1921 年，加拿大医生班廷和贝斯特成功提取胰岛素并应用于临床治疗。1955 年，英国生物化学家桑格测定了胰岛素的分子结构，并获得 1958 年的诺贝尔化学奖。当时，人工合成蛋白质是生物化学界绝对的前沿和热点，《自然》杂志刊文指出："合成胰岛素将是遥远的事情。"

然而此时，让他们没有想到的是，在遥远的东方——中国上海，一群年轻的科研人员正热情高涨地讨论"合成一个蛋白质"的可能性。作为当时唯一阐明化学结构的蛋白质，胰岛素正是他们"心仪"的目标。

1958 年 8 月，为响应周恩来总理"向科学进军"的号召，中国科学院上海生物化学研究所提出"人工合成胰岛素"这一极具挑战性的课题。这一意义重大、难度奇高、国际上还从未有人开始研究的基础科学课题，起初设定的完成期限为 20 年，然而在那个急需证明中国实力的特殊年代，20 年太久，参与项目的科学家决定把日期缩短为 5 年，他们要为了祖国攻下这个科学高峰。

1958 年底，人工合成胰岛素项目被列入 1959 年国家科研计

-228-

划，并获得国家机密研究计划代号"601"，也就是20世纪60年代第一大科研攻关任务。

当时的研究环境非常恶劣，科学家们遇到的困难是难以想象的。一方面，大部分入选课题的科学家们并非生物化学方面的专门人才，并没有蛋白质合成方面的经验。另一方面，欧美国家对新中国实行技术封锁，中苏关系也渐渐走向恶化，而当时的中国并不具备自行生产合成牛胰岛素所必需的17种氨基酸的能力。科学家们甚至不得不自行建起专门合成氨基酸的厂房，自己戴上防毒面具去生产。经过周密研究，团队确立了合成牛胰岛素的程序。合成工作是分三步完成的：第一步，先把天然胰岛素拆成两条链，再把它们重新合成为胰岛素。第二步，在合成了胰岛素的两条链后，用人工合成的B链同天然的A链相连接。第三步，把经过考验的合成的A链与B链相结合，最后鉴定生物学活性和各种理化性质。

1959年，项目开始几个月之后，人工合成胰岛素项目组的成员邹承鲁领导的小组首先实现了天然胰岛素的拆合，为人工合成牛胰岛素的研究解决了第一个关键问题。1960年1月，在全国第一次生化学术会议上，邹承鲁小组的科学家杜雨苍代表全组发表了天然牛胰岛素拆合研究的研究成果。但由于当时保密需要，这个重大研究成果并没有在国际上发表，也使之与诺贝尔奖擦肩而过。

与拆合工作的快速前进相比，合成方面的工作进展要慢得多。当时正逢国家经济困难时期，合成工作困难重重，党中央、国务院、科学院、教育部却都表示鼓励，在国家科委和中科院的协调下，生化所、有机所、北京大学于1963年8月形成协作，

医学课程思政百例

共同推进人工合成胰岛素工作。北京大学化学系的老师们从国家利益出发，决定前往上海。6 位北大老师迅速往上海赶去，其中 3 位老师家里还有刚满一岁的孩子，但也只能匆匆舍下。当时上海方面告知他们"去了没肉票"，老师们却都表示任何困难都可以克服。

吸取了前期研究失利的教训，后期工作中，实验团队对实验审查、材料审查十分严格，步骤详密，简称"过八关"。为了检定每步缩合产物的纯度，每一个中间体都要通过分析、层析、电泳、旋光测定、酶解及氨基酸组成分析，其中任何一项分析指标达不到，都要进一步提纯后再进行分析，力求全部通过。在这种严格要求下，胰岛素工作"一步一个脚印"，稳定地向前推进。

1964 ～ 1965 年，实验团队陆续取得了 B 链和 A 链，并经过反复尝试 A 链、B 链全合成实验，最终于 1965 年 9 月 17 日，杜雨苍等研究者成功得到了人工全合成牛胰岛素结晶。研究者们对产物进行了一系列相关检测。在生物活性方面，实验小鼠注射天然胰岛素和人工合成胰岛素后均发生惊厥，证明了人工合成胰岛素拥有 80% 天然胰岛素的活性。经过 6 年零 9 个月的努力，在漫长的国际竞争中，中国科学家终于第一个取得了人工胰岛素结晶！

自此，人工合成牛胰岛素研究圆满完成。1965 年 11 月，这一重要研究成果首先以简报形式在《科学通报》上分别以中英文语言发表，并于 1966 年 4 月第 6 期全文发表。

1966 年 4 月，国际生化学会邀请实验团队老师作为华沙欧洲生化联合会议的演讲者，向全世界宣读这一伟大的胜利成果，轰动了全世界。世界各国的著名科学家都祝贺我们取得了伟大的成

-230-

果。一些著名科学家来到中国，纷纷造访中国科学院上海生物化学研究所。中国人工牛胰岛素的合成得到了国际同行们的承认，虽然这项重大研究成果因为种种原因与诺贝尔奖失之交臂，令人惋惜，但是这项重大的科学成果，为造福人类、保障生命健康做出了巨大贡献。

人工合成牛胰岛素凝聚了中国老一辈科学家的智慧，倾注了广大科研人员的心血和汗水。时至今日，胰岛素合成所展现出的艰苦奋斗、团结协作精神，老一辈科学家对"科学强国梦"的执着追求，对科学真理的不懈探索，严谨求实的科学态度，淡泊名利、乐于奉献的胰岛素精神，犹如一座历史的灯塔永远照耀在新时代青年科技工作者的心头。

[思政元素]

躬身科研，严谨求真；团结协作，家国情怀。

[思政切入点]

1. 躬身科研，严谨求真。在科研过程中，人工合成牛胰岛素实验团队敢做难题、不畏艰险、攻坚克难，严谨求实的精神发挥了重要作用，对现代仍有重大意义。

2. 团结协作，家国情怀。这项研究展现了老一辈科学家不慕名利、顾全大局、协同创新的科学精神及敢为人先的民族气概。同时也证明了我国在尖端科研领域与国外发达国家相比肩，极大地增强了民族自信心和自豪感。

医学课程思政百例

案例 89　千年红曲，今焕新颜

[课程名称]　生物化学

[案例叙述]

红曲是以大米为原料，经红曲霉发酵而成，为一种紫红色米曲，故又称赤曲。红曲是中国最古老的养生食品，其药用记载最早可追溯到元代，已有 700 多年历史。在历代典籍中关于红曲药用的描述很多，诸家认为红曲性味温，具有活血化瘀、健脾消食之功效。《中华本草》中对红曲的性味归经、功能主治有详尽总结，性味归经：甘，微温；入肝、脾、大肠经。功能主治：健脾消食、活血化瘀，主治产后恶露不净、瘀滞腹痛、跌打损伤、食积饱胀、赤白痢。

受唐宋遗风的影响，日本民间也非常喜欢红曲，老百姓常用红曲腌制猪肉，因其能使肉质鲜嫩、色泽亮红，令人胃口大开。正是由于红曲在日本的广泛应用，使日本科学家远藤章教授受到《本草纲目》上记载的红曲"活血"功效的启示，在 20 世纪 70 年代从红曲霉菌的次生级代谢产物中发现了能够降低人体血清胆固醇的物质莫纳可林 K，即天然洛伐他汀，从而在世界范围内引起了人们对红曲药用和保健价值的关注。

但是，并不是所有的红曲都含有稳定且足够剂量的莫纳可林 K。美国食品药品监督管理局对市面上常见的保健品红曲进行检测发现，用传统方法生产的红曲只含有少量或不含莫纳可林 K，

-232-

难以进行药用。因此，对于红曲制剂的质量控制十分重要。

中国的生物学家也加入到了研究红曲的国际热潮中。经过大量工作，北京大学的科研人员将野生菌种变异为生产菌种，使之能产生含量高、稳定、适合制药的人体胆固醇合成关键酶特异性抑制剂——天然他汀类物质，同时还能产生许多对人体有益的成分，如必需氨基酸、不饱和脂肪酸、黄酮等。这时的红曲与一般仅作为色素的红曲已有很大的区别，因此称为特制红曲。

特制红曲最初以营养添加剂的形式推广至海外。由于其对血脂谱具有全面的改善作用，包括降低甘油三酯和低密度脂蛋白胆固醇水平，因此，来自中国的特制红曲迅速成为欧美老百姓心目中年度畅销营养添加剂。然而，也正是因为特制红曲的降胆固醇作用，国外几大制药公司提出了抗议，他们认为特制红曲的调脂作用过于明显，超出了营养添加剂的范畴，并要求美国食品药品监督管理局将特制红曲按照他汀类药物的流程重新进行评估。

面对国际药企巨头的百般刁难，特制红曲研发团队并没有退缩。不久，以特制红曲为主要成分的降脂药血脂康问世。血脂康的制备采用乙醇提取工艺，保证了药物浓缩的同时不影响其作用。从配料到发酵的温度、湿度和生产均在现代化生产车间中严格控制。利用高效液相色谱及紫外光谱技术鉴定血脂康的"他汀类物质的特征吸收峰"，经过多家不同药检机构的多批次检测，血脂康质量稳定，完全符合西药的质量检测标准。

2004年，血脂康启动在美国食品药品监督管理局的注册工作。2006年，血脂康临床研究结果在挪威发表。2010年12月，中美两国同时启动Ⅱ期临床试验。2011年，血脂康临床研究成果进入《欧洲血脂管理指南》。2012年12月，作为中国"十二五"

医学课程思政百例

重大新药创制专项课题的血脂康国际多中心 II 期临床试验结题。临床研究结果显示血脂康胶囊对中美高脂血症患者均有效，均可耐受，安全性较好。此项研究对东西方人群中的调脂疗效和安全性进行了临床观察，再次证实了血脂康的临床有效性和安全性。不断涌现的新的循证医学证据提示血脂康能有效治疗冠心病、脑中风等心脑血管疾病及与高血脂相关的疾病，如糖尿病、肾病综合征及脂肪肝，它被认为是当前最有前途的降脂类药物。

基于红曲制剂的有效性和良好的安全性，国内外权威指南纷纷更新了对天然调脂治疗的推荐，红曲制剂血脂康已被《中国成人血脂异常防治指南（2016年修订版）》推荐为一线血脂管理药物，并纳入最新版中国《国家基本医疗保险和工伤保险药品目录》和《国家基本药物目录》。

明确的主要成分、丰富的临床研究、拓展的国际市场……作为现代中药的典范，血脂康的研发在某种意义上就是中药创新的一个缩影，它的每一步前行都映射出中药在现代化、国际化这条艰辛道路上的努力、收获与期待。

[思政元素]

家国情怀，文化自信；锲而不舍，攻坚克难。

[思政切入点]

1. 家国情怀，文化自信。20世纪，降血脂研究的重大医学进展正是起始于对红曲这一中国古代饮食文化精粹的药用价值研究。特制红曲药物血脂康走出国门，走向世界，使我们坚信中医药作为中华民族的文化瑰宝，必将在维护中国乃至全世界人类的

-234-

健康之路上发挥重要价值。

2. 锲而不舍，攻坚克难。血脂康的研发在某种意义上就是中药创新的一个缩影，它的每一步前行，都映射出中药在现代化、国际化这条艰辛道路上一路前行、锲而不舍的决心。

案例 90　维生素 A 的中国故事

[课程名称]　生物化学

[案例叙述]

维生素 A 是脂溶性维生素，包括 A_1、A_2 两种。A_1 是视黄醇，A_2 是 3- 脱氢视黄醇，活性只有前者的一半。富含维生素 A 的食物有禽、畜的肝脏等，胡萝卜素在肠道内可转变为维生素 A。

维生素 A 与视觉密切相关，人视网膜的视杆细胞含有视紫红质，是一种 G 蛋白耦联受体，参与暗视觉的形成。维生素 A 在醇脱氢酶作用下转化为 11- 顺视黄醛。11- 顺视黄醛与视蛋白上赖氨酸氨基结合构成视紫红质。在弱光照射下，视紫红质中的 11- 顺视黄醛会异构为全反式视黄醛，激活耦联的 G 蛋白，产生第二信使环鸟苷酸（cGMP），通过级联放大作用形成视神经冲动，在大脑中产生视觉信号。有关视紫红质和暗视觉产生的研究获得了 1967 年诺贝尔生理学或医学奖。视紫红质在光照条件下分解，在黑暗中合成，这种通过光介导自身构象的变化形成了视觉循环。从光亮处进入暗处，人眼对光的敏感度逐渐增加，约 30 分钟达到最大限度，称暗适应。如果体内维生素 A 不足，会导致视紫红质再生缓慢，暗适应时间延长，甚至暗视觉障碍，即夜盲症。补充维生素 A 可以治疗夜盲症。

维生素 A 是由美国科学家在 1912 ~ 1914 年发现的。1920 年，被正式命名为维生素 A。但是世界上第一个眼科疾病夜盲症的发现者是中国唐代药王孙思邈，找到治疗方法的还是孙思邈。这在世界医学史上是一个重要的发现和突破。

20 岁时，孙思邈已精通道家典籍，开始为乡邻治病。他一心一意要用自己的精湛医术为穷苦百姓服务，凡是没有钱看病的人，他不但不收诊费、药钱，还腾出房子给远道而来的病人住，并亲自熬药给病人喝。不论三更半夜，还是狂风暴雨，只要有人请他看病，他从不推辞，一定立刻赶去救治。当时山区的老百姓中，有的人白天视力正常，一到了晚上就什么也看不见了，他们感到奇怪，便找到孙思邈诊治。孙思邈经调查发现，患这种病的人均来自穷苦人家，这些人终日劳苦，得不到温饱，且缺乏营养。他日夜翻阅医书，思索着书中关于"肝开窍于目"的说法，又想到当地的飞禽和野羊、野猪很多，便试着让夜盲症病人吃捕获动物的肝脏。病人吃上一段时间，夜盲症便慢慢地好转了。猪肝治疗雀目的医案也被世代流传，成为维生素 A 临床应用的最早记录。

现代大多数人营养丰富，一般不会发生维生素 A 的缺乏，可是在中国历史上参加抗美援朝的士兵们却深受其苦。1951 年，很多参加抗美援朝的志愿军战士因营养不良患上了夜盲症，战斗力受到严重影响。志愿军战士作战艰苦，吃不上热饭菜，只能"一把炒面，一把雪"充饥，营养缺乏是普遍的。在艰苦的革命岁月里，伤员们忍受着伤痛和疾病的煎熬，但他们从不抱怨，他们坚强的意志和革命乐观主义精神，深深地感动了医护人员，也牵动着党和国家领导人的心。中央卫生研究院营养学系受上级委托组成了志愿防疫检疫队伍奔赴前线，专家们根据当地情况收集了 76 种野菜，并在很短的时间内完成了对野菜成分的分析工作。根据分析结果，专家建议志愿军在伙食中增加富含胡萝卜素的野菜，很快夜盲症问题就得以缓解。

[思政元素]

文化自信，大医精诚；感恩奉献，家国情怀。

[思政切入点]

1. 文化自信，大医精诚。孙思邈关心穷苦百姓，经常免费为百姓诊治，体现了他的医者仁心，高尚医德。孙思邈善于思考，积极实践，运用中医理论成功地治疗了夜盲症患者，体现了中医药文化的博大精深。

2. 感恩奉献，家国情怀。参加抗美援朝的志愿军们为了维护和平，保卫祖国，忍受着恶劣的环境与痛苦的疾病仍坚持战斗，付出了巨大的代价才换来了当今的和平，体现了战士们伟大的家国情怀。他们的付出应该被世世代代的中国人所铭记感恩，并提醒我辈时刻谨记保家卫国、振兴中华的使命担当。

案例91 中国生物化学之父——吴宪

[课程名称] 生物化学

[案例叙述]

吴宪，福建福州人，生物化学家、营养学家、医学教育家。他不仅在临床生物化学、气体与电解质的平衡、蛋白质化学、免疫化学和营养学等领域取得了蜚声国际的科研成果，更是为中国培养了大批的相关专业人才，他是中国的生物化学和营养学之父，更是第一位被诺贝尔奖提名的中国科学家。

1917年，吴宪进入哈佛大学研究生院，成为当时美国生物化学权威福林教授的学生，并因为科研能力突出，很受福林教授赏识。1919年，吴宪获得博士学位后，继续以博士后的身份跟随福林教授从事血液化学的研究，并在此后的一年时间里，独自完成了血糖定量分析改进方法的研究。当时主流的血糖分析采用的是本尼迪克特法，而吴宪在探索实验的过程中发现，用弱碱性酒石酸铜溶液氧化糖，并用Folin-Denis酚试剂对生成的氧化亚铜进行显色反应，可以得到强烈而稳定的颜色。但是血液成分复杂，尤其有许多蛋白质存在，对血糖的测定会产生干扰。因此，吴宪于1919年提出了钨酸血滤液法，利用钨酸沉淀血液中的蛋白质，制备无蛋白滤液，然后测定其中的葡萄糖含量。他改进后的方法用血量少、方法简便，避免了由肌酸、肌酐和尿酸引起的误差，因而数据准确，远优于本尼迪克特法。这一方法最初由Folin

（福林）和 Wu（吴）发表于 1919 年的《生物化学杂志》，迄今，"Folin-Wu 方法"在全世界检测的数量以几十亿人次计。

"Folin-Wu 方法"让吴宪在科学界声名鹊起，这意味着他在美国可以得到很好的科研和就业机会。但那时的北京协和医学堂正计划筹备改建为北京协和医学院，吴宪毅然接受医学院的聘请，决定用自己所学回国报效国家，并于 1920 年回国。

吴宪在协和一直参与创建生物化学系，领导生化系成为中国生物化学的重要基地，并在临床生物化学、蛋白质化学等领域取得了蜚声国际的科研成果。1929 年在波士顿召开的第 13 届国际生理学会上，他提出蛋白质变性学说，认为天然蛋白质分子不是一条长的直链而是一个紧密的结构，这种结构是借肽键之外的其他键实现肽链的不同部分的相互作用，所以容易被物理及化学的力所破坏，即从有序的折叠排列形式变成不规则及松散的形式。吴宪教授的蛋白质变性学说全文于 1931 年用英文正式发表于《中国生理学杂志》，这一想法的核心，与 1972 年诺贝尔化学奖获得者安芬森的工作类似。美国哈佛大学教授、著名生物化学家埃德萨尔认为：吴宪于 1931 年第一个提出蛋白质变性是高级结构松散，而不是一级结构的变化。

[思政元素]

躬身科研，开拓创新；家国情怀，大爱无言。

[思政切入点]

1. 躬身科研，开拓创新。吴宪教授一生勤奋笃学，治学严谨，在海外求学期间善于思考、敢于创新，创新了"Folin-Wu 方法"，通过不断地进行求真实践推动了该领域的发展。

2. 家国情怀，大爱无言。吴宪教授毕生致力于科学研究和探索，以科学救国和提高民族健康水平为己任。在学有所成时，他毅然回国，筹建创办生物化学系，为祖国的教育科研事业进步劳碌奔波，体现了他伟大的家国情怀。

医学课程思政百例

案例 92　一场因奶粉引起的灾难

[课程名称]　生物化学

[案例叙述]

在 2008 年，中国的奶粉市场发生了重大事件。甘肃省数十名婴儿因喝了三鹿奶粉患上肾结石，部分婴儿肾功能不全，甚至因肾衰竭死亡。据卫生部门统计，在"毒奶粉"事件中，受害婴儿高达 30 万，他们普遍的发病征兆是"大头症"及泌尿系统异常等。这一切的罪魁祸首都指向奶粉中添加的三聚氰胺。

三聚氰胺是一种化工原料，世界卫生组织将其列为 2B 类致癌物，因此，不能用于食品加工。三聚氰胺一般出现在清洁剂或阻燃剂里。那么，为什么这种有毒物质会出现在奶粉里呢？

事情的根源是制造商的利益驱动。蛋白质主要由氨基酸组成，平均含氮量为 16％左右，而三聚氰胺的含氮量高达 66％。常用的蛋白质测试方法"凯氏定氮法"就是通过检测含氮量估算蛋白质含量（蛋白质含量＝含氮量×6.25）。不良奶粉生产企业通过添加三聚氰胺使得奶粉中的蛋白质测试含量虚高从而降低成本，提高产品的利润。

2008 年 9 月，国务院启动了国家安全事故 Ⅰ 级响应机制，按照最高级别、特别重大的食品安全事故处置了三鹿奶粉三聚氰胺污染事件。历经三聚氰胺事件后，国家相关的监管部门进一步加强了对食品安全的监管力度，将婴幼儿奶粉列入重点检查名单，

-242-

并且在 2011 年颁布了新的国标，对奶粉的安全性和营养性指标提出了更严格的要求。在制度的不断完善和监测手段的不断提高下，现在，国产奶粉的质量得到大幅度提升，食品安全的信任度也得以不断提升。

[思政元素]

遵纪守法，诚实守信。

[思政切入点]

遵纪守法，诚实守信。不法商家为了自身的利益，枉顾他人的健康和生命，用毒奶粉危害幼儿，违背了伦理道德和法律。国无法不治，民无法不立。不良奶粉生产企业为了降低成本、追求利润并提高奶粉里蛋白质的含量和合格率，向奶粉里加入了三聚氰胺。该行为损害了中国奶粉市场的声誉，国产奶粉也因此丧失民众信任，导致我国的婴幼儿食品行业受到重击。这个故事告诉我们唯有遵纪守法、诚实守信，方能有长足发展。

医学课程思政百例

案例 93 人类基因组"中国卷"

[课程名称] 生物化学

[案例叙述]

人类基因组计划由美国科学家在 1985 年率先提出，1990 年正式启动，与曼哈顿原子弹计划、阿波罗登月计划一起被称为 20 世纪人类三大科学计划。根据人类基因组计划的设想，各国科学家们要在 2005 年把人体内约 2.5 万个基因的密码全部解开，绘制出人类基因图谱。作为参与这项工作的唯一发展中国家，1999 年起，中国集中了最优秀的生物学家参与并负责测定人类基因组全部序列的 1%，即 3 号染色体碱基测序任务。2000 年 4 月底，中国科学家团队按照人类基因组计划的部署，完成了 1% 人类基因组的工作框架图。2000 年 6 月，中、美、英、日、德、法六国宣布人类基因组工作草图绘制完成。2001 年 2 月，人类基因组测序成果发表。2003 年 4 月，凝聚着国际合作力量的人类基因组计划宣告提前完成，已完成的序列图覆盖人类基因组所含基因区域的 99%，精确率达到 99.99%。

人类基因组计划是人类探索自身奥秘的历史性里程碑，它将生命科学研究带入了基因组时代，推动了高通量基因测序成本不断降低，促进了蛋白质组、代谢组等组学研究的发展，为从分子层面进行疾病研究、健康管理等提供了突破口。人类基因组计划国际组织中国联系人、中国科学院遗传研究所杨焕明院士说：人

-244-

类基因组遗传密码的基本破译，标志着人类对自身的了解迈入一个新阶段。时任中国科学院副院长的陈竺说：如果说人类基因组相当于一本"生命天书"，我们不仅要读出它，更要读懂它，而且还要根据"天书"的内容来更好地造福人类。

人类基因组计划是一项全球科学家共同参与的伟大事业，在这个划时代的里程碑上，已经重重地刻下了中国和中国人的名字。人类基因组计划的"掌门人"柯林斯博士说：中国科学家由零起步，短短两年时间里，高效高质地完成了承担的测序任务，足以让全世界为之瞩目。DNA（脱氧核糖核酸）双螺旋结构发现者之一詹姆斯·沃森认为，中国的基因组研究机构可以和世界上任何一个国际同类机构媲美和竞争，中国已经成为 DNA 科学研究的重要角色。

[思政元素]

团结协作，文化自信。

[思政切入点]

团结协作，文化自信。作为生命科学领域的首个国际大科学计划，人类基因组计划涵盖科研、产业、伦理、社会等层面，是一项规模宏大、跨国跨学科的科学探索工程。人类基因组计划共聚集了 2000 余名不同国家、不同领域、不同资历的研究者，各参与者信息共享、积极合作。人类基因组图谱绘制成功表明，面对复杂的生命现象及来自新技术的挑战，人类更需要团队合作的精神，需要不同领域的科学家共同努力。中国作为参与人类基因组计划的唯一发展中国家，在基因组测序、基因多样性等方面做

-245-

出了突出贡献。人类基因组计划中国测序部分的圆满完成，是一件非常了不起的事情，整个中国都应该为此骄傲。人类基因组工作草图的绘制完成在展现中国科技水平与科技力量的同时，也标志着我国在基因领域的研究登上了世界舞台。这使得我们产生了强烈的民族自豪感和文化自信。

案例 94　克雷布斯与三羧酸循环

[课程名称]　生物化学

[案例叙述]

1900 年，汉斯·克雷布斯出生在德国，1933 年受纳粹迫害，逃往英国，先后任谢菲尔德大学和牛津大学的教授。由于提出了三羧酸循环理论，1953 年获诺贝尔生理学或医学奖。

三羧酸循环的发现是一个漫长且艰辛的过程。人们早在18 世纪就注意到食物在生物体内要经过一个缓慢"燃烧"的过程——氧化。但直到 20 世纪 30 年代，生物氧化还是一个"剪不断、理还乱"的谜团。1932 年后，经过众多科学家的努力，特别是德国科学家迈耶霍夫等人的杰出贡献，揭示了生物发酵——无氧酵解的具体步骤，即糖酵解途径（EMP)。但葡萄糖裂解成为丙酮酸后，如何彻底分解成水和二氧化碳，仍然不得而知。为了解开谜团，寻找生物氧化的中间代谢物和具体步骤，科学家们最先应用的方法是"试错法"：把各种有机物加入组织悬液或匀浆中保温，如果加入的有机物促进了氧化反应的速率，该有机物就是这一反应的中间代谢物。用这种方法，科学家们发现只有少数几种有机酸如琥珀酸、延胡索酸、草酰乙酸、苹果酸、柠檬酸等对氧化有促进作用。1935 年，匈牙利生物学家圣·乔奇发现，这几种有机酸不但能促进氧化反应，而且它们之间还能有规律地转化。不久，两位德国科学家，马丁和努普在研究柠檬酸的性质时，又发现柠檬酸可以通过一系列反应转化成琥珀酸和顺乌头酸等。可惜的是，他们没有把这些反应和整个生物氧化过程联系起来，只把这些有机酸看成是反应的催化剂和递氢体。

此时，克雷布斯敏锐地察觉到上述对有机酸转化的解释是不确切的。为了深入探讨这些有机酸与食物氧化过程的联系，他仔细地研究了一个重要的反应：丙二酸对琥珀酸转化为延胡索酸反应的抑制作用。由于丙二酸和琥珀酸结构相似，因此可特异地抑制琥珀酸转化为延胡索酸，造成了整个保温混合物中琥珀酸的积累，进而中断了细胞中整个生物氧化过程。通过这样正、反两方面反应的例证，克雷布斯果断地把食物的氧化过程和从柠檬酸到草酰乙酸的一系列反应联系在一起。他设想，含有四碳的草酰乙酸分子和食物代谢中的某种三碳物结合，形成六碳的柠檬酸，然后进入上述反应，这样往复循环，不断氧化。按照当时已有的生化背景知识，最可能的三碳物候选就是丙酮酸。因此他设计实验，把草酰乙酸和丙酮酸在鸽胸肌悬浮液中保温，果然得到了柠檬酸及一系列反应产物。1937 年，克雷布斯把这一结果写成 700 字的通讯寄给了英国的《自然》杂志，不料稿件被退了回来。但布雷克斯知道这个发现的意义，所以又把它整理成文，命名为"柠檬酸循环"，2 个月后发表在英国的《酶学》杂志上。1941 年，几位美国科学家以同位素示踪法对三羧酸循环进行了直接的验证。

三羧酸循环揭示了生物体内糖经酵解途径变为三碳物质后，进一步氧化为二氧化碳和水的途径及代谢能的主要来源。这一循环与糖、蛋白质、脂肪等的代谢都有密切关系，是所有需氧生物代谢中的重要环节。这一发现被公认为代谢研究的里程碑。克雷布斯也因此获得了 1953 年的诺贝尔生理学或医学奖。后人为了纪念和表示对克雷布斯的尊重，也把这一循环称为"Krebs 循环"。现在距离发现三羧酸循环已经过去了近一个世纪，尽管生物化学研究已进入分子生物学阶段，三羧酸循环仍然是该领域的重要理论基础。

[思政元素]

脚踏实地，躬身科研；严谨求真，开拓创新。

[思政切入点]

1. 脚踏实地，躬身科研。克雷布斯经过 5 年的不懈努力，报道了震动当时生物化学界的三羧酸循环，第一次合理而清晰地揭示了有氧氧化的途径，树立了生物新陈代谢研究的一座里程碑。在讲解三羧酸循环的时候，告诉学生，只有坚定努力，不断奉献，脚踏实地，仰望星空，献身科研，才能成就自身。不积跬步，无以至千里，不积小流，无以成江河。脚踏实地、知难而进及锲而不舍的韧劲才是科研人应该有的态度。

2. 严谨求真，开拓创新。在三羧酸循环发现过程中，很多科学家为之做出努力，提出了很多观点，但克雷布斯敏锐地察觉到上述观点是不全面的，因此创新地采用抑制剂实验进行了正、反两方面的探究，最终成功地揭示了完整的三羧酸循环。这个故事告诉我们，前进的道路上，我们在继承前人优秀成果的基础上，唯有求真务实、另辟蹊径，才能走得更远。

医学课程思政百例

案例 95　疫苗犹豫，传染性疾病防治之碍

[课程名称]　医学免疫学

[案例叙述]

疫苗犹豫是指尽管疫苗可及，接种对象却因对疫苗安全性、有效性缺乏信心，以及对所预防的疾病认知不足等原因，而导致延迟接种或拒绝接种疫苗，从而使接种对象暴露于本可以预防的疾病风险之下。在实际中表现为不支持疫苗，犹豫不明的态度，比如延迟接种疫苗、接受疫苗但心怀疑虑或只接受注射部分疫苗，甚至全盘否定疫苗。2019 年，世界卫生组织曾将"疫苗犹豫"列为全球健康面临的十大威胁之一，而且传染病相关的重大公共卫生事件往往使"疫苗犹豫"现象变得更为普遍。1998 年，英国医生韦克菲尔德在权威医学期刊《柳叶刀》上发表论文，称麻风腮三联疫苗（MMR）和自闭症之间存在关联性。这一论断直接导致英国的麻风腮疫苗接种率从 1996 年的 92% 跌落至 2002 年的 84%。尽管 10 年后，韦克菲尔德伪造实验数据的谎言被拆穿，但关于接种疫苗会导致自闭症的谣言至今仍在传播。

[思政元素]

严谨求真，诚实守信；敬畏生命，责任担当。

-250-

[思政切入点]

1. 严谨求真，诚实守信。通过案例分析引导学生学习科学知识，严谨求真，培养对科学研究的尊重和信任，帮助他们辨析信息，通过科学的方法，解释疫苗的安全性和有效性，并引用研究数据和专家建议来区分科学与非科学观点，培养学生诚实守信的科学精神。

2. 敬畏生命，责任担当。在课程中通过案例分析，引导医学生从免疫学角度讨论疫苗接种的意义和社会效益，并向公众传递科学的信息，履行一个医学生的责任。同时，通过分析疫苗接种的重要性和必要性，个人疫苗接种与否对疾病防控的作用，引导学生思考个人选择对他人和社会的影响，理解自身权益与公共利益之间的平衡关系，明确预防接种对生命的保障作用，让学生敬畏生命，培养社会责任担当，增强伦理道德意识。

医学课程思政百例

案例 96　毛江森与甲肝疫苗

[课程名称]　医学免疫学

[案例叙述]

毛江森，1934 年 1 月生，浙江江山人，病毒学家，中国科学院院士，主要从事甲肝病毒和疫苗的研究工作。

1964 年，毛江森到中国医学科学院基础医学所生物化学系进修，通过实验研究，否定了美国一本著名杂志上发表的一个关于信使 RNA（核糖核酸）作用的研究观点。

1974 年，甘肃省某县突发疑似出血热的疫情，不断有患者死亡。省里派毛江森去诊察。毛江森冒着风险，进行了病因的科学调查，发现是吃发霉的玉米导致的中毒，他不畏权贵，把调查的真实结果向当时的县革委会进行汇报，挽救了几百人的生命。

1978 年，毛江森从甘肃调到浙江省医学科学院，可以自由选择自己的研究方向，是跟风选择热门课题，还是选择能实际解决老百姓问题的课题？毛江森用了近一年时间，在全省各地进村入户进行疾病调查，寻找老百姓最迫切需要解决的疾病。当时杭州郊区有一个村庄近半数人都患了甲型肝炎，一些幼儿濒死，躺在母亲怀里一动不动。看到甲肝病毒在全省如此泛滥，毛江森几度落泪，并在心底暗暗发誓："一定要消灭甲肝病毒！"为了降伏甲肝病毒这个"恶魔"，让人民群众不受其害，毛江森下定决心研究能作用于甲肝病毒的"灵丹妙药"。于是，毛江森将甲肝研究

-252-

作为自己新的科研方向，下决心攻克甲肝病毒。

要进行病毒研究，必须先收集病人的粪便和血清，因为甲肝病毒就藏在病人的大便里。毛江森和助手每日奔走在杭州、绍兴等郊区，收集患者粪便，用塑料袋包裹着带回实验室。因条件有限，大部分时间，毛江森和助手只能坐公交车往返，遇上酷暑时节，带着粪便样本的毛江森一上车，马上就有股臭味飘出，乘客们都掩鼻远离，有些甚至对他怒目而视。然而，毛江森没有放弃，用了近三个月，共收集了501份宝贵的样本。然而，研究刚一开始，困难又接踵而来，没有人手、缺少设备。为了观察甲肝病毒是否被分离出来，除夕之夜，毛江森和助手专程赶到河北医学院借用电镜室观察病毒，实验结束，大年初一再坐火车匆匆回杭州。

历经四年研究甲肝病毒、四年培育毒种、四年研究工艺，毛江森院士用12年时间，成功研制出了甲肝活疫苗。1992年，卫生部批准批量生产和大规模使用该疫苗，使我国甲肝发病率以年均20%的速度下降，上亿人受惠于此，中国的甲肝疫情得到有效控制。

疫苗研制过程中，毛江森在美国著名杂志《传染病杂志》发表相关研究成果，成为国内在该杂志发表署名文章的第一人。文章发表后，毛江森收到200多位美国学者的来信。1984年，甲肝病毒被分离出来，毛江森受美国国立卫生研究院的邀请，赴美做访问科学家，当时国内月薪不到52元，美国则是8000多美元，可一年不到，毛江森就放弃了美国的高薪与挽留，毅然回国，继续研发甲肝疫苗，立志报效祖国。他最终成功研发了甲肝疫苗，该疫苗也成为我国第一株出口的疫苗。

医学课程思政百例

[思政元素]

严谨求真，诚实守信；脚踏实地，躬身科研。

[思政切入点]

1.严谨求真，诚实守信。毛江森并没有盲目相信权威，诚实守信，用科学的方法勇敢地质疑并否定国际知名专家的科研结论，表达自己观点。他敢于担当，坚持科学调查，严谨求真，揭示疾病病因真相，坚持科研诚信。毛江森对科学的坚定态度伴随他一直走向成功。

2.脚踏实地，躬身科研。毛江森对科研不浮躁，不随大流、追热点，脚踏实地，深入调研，谨慎选题，在甲肝病毒研究中，废寝忘食，把所有节假日都用在科研上，躬身科研，以科研为乐。毛江森不但在科研上取得了很好的成绩，而且开拓创新、锐意进取，注重科研成果转化，为广大科研者实现自己的价值提供了新途径，为释放全社会科技人员积极性和创造力提供了参考。

案例 97　白喉与免疫治疗

[课程名称]　医学免疫学

[案例叙述]

白喉是一种由白喉杆菌引起的急性传染病，主要通过飞沫传播。在过去，白喉是一种严重威胁人类健康的疾病，尤其是影响儿童，死亡率较高。20 世纪初，对于白喉的治疗方法非常有限，且疾病的致命率很高。然而，一位名叫埃米尔·冯·贝林的医学研究者的发现彻底改变了这个局面。贝林是一位德国医生和研究者，他致力于探索治疗白喉的方法。当时的柏林，是个充满活力的城市，医学领域也处于蓬勃发展的时期。在这个医学界的热潮时期，年轻而富有激情的医生贝林踏上了自己的研究之路。他来自一个普通家庭，但他的母亲总是告诉他："埃米尔，你可以改变世界，只要你努力学习并为之奋斗。"这句话深深地印在了贝林的心中。贝林进入柏林的医学院后，在学习和实践中表现出色，迅速获得了同行们的认可。然而，正是在这个时候，白喉这种在当时来说非常可怕的疾病在城市中传播开来。相对于当时的医疗卫生水平，白喉是一种让人闻风丧胆的疾病，尤其是对儿童来说，致命性极高。贝林目睹了这种疾病带来的可怕后果，无数无辜的生命在病痛中消逝，心中产生了强烈的愿望，希望能够找到一种治疗白喉的方法，拯救更多的生命。贝林深入研究白喉病例，阅读了大量的文献，但对这种疾病的治疗仍然一筹莫展。然

医学课程思政百例

而，命运似乎总是眷顾有心人。在一次偶然的实验中，贝林发现了一些令人惊奇的现象。他注意到，一些曾经患过白喉并康复的患者的血液中似乎存在一种特殊的物质。这种物质可以中和白喉杆菌释放的毒素，抵抗病原体的侵袭。他立刻被这个新发现所吸引，充满了希望和激动。贝林开始进行更深入的研究。他尝试从治愈的白喉患者体内提取这种特殊物质，并进行了一系列实验，通过不懈努力和细致观察，成功地证明了这种特殊物质对白喉的治疗非常有效，并且可以显著降低病死率。这种物质被贝林称为"抗毒素"，这项发现开创了免疫治疗的新时代，被誉为"贝林的抗毒素疗法"。贝林的研究成果在世界范围内产生了广泛影响。他的抗毒素疗法被广泛应用于临床实践中，挽救了无数患者的生命，至今这一治疗方法还在临床上使用，如抗蛇毒血清治疗等。贝林因此成为医学界的传奇人物，也是第一个诺贝尔生理学或医学奖得主。

[思政元素]

大医精诚，泽被苍生；开拓创新，锐意进取。

[思政切入点]

1. 大医精诚，泽被苍生。贝林以当时严重威胁人类健康的疾病——白喉作为研究对象，将医学研究与临床结合，建立了抗毒素疗法并验证其在临床具有很好的疗效，能明显降低白喉患者的病死率，造福全人类。通过案例的讨论，学生能够意识到人类健康与医学研究的关系，以及医生和研究者在社会中的责任和使命，引导培养学生大医精诚、泽被苍生的医学情怀。

-256-

案例 97 白喉与免疫治疗

2. 开拓创新，锐意进取。贝林作为医生和研究者，在发现抗毒素研究方面的开拓创新，以及在抗毒素疗法探索与建立过程中的锐意进取，将激发医学生的科研兴趣，同时也让医学生认识到基础研究与临床治疗之间相辅相成的关系。学生通过案例了解到科学研究需要持续努力、探索和创新，同时培养他们对科学研究的兴趣和热情。

医学课程思政百例

案例 98　人痘到牛痘的变革

［课程名称］　医学免疫学

［案例叙述］

18 世纪末，英国发生天花大流行，全国肆虐，每年夺去数以千计的生命，儿童尤甚，医疗卫生水平低的农村尤甚。当时，接种人痘已经从东方传入西方，也传入了英国。但由于安全性和易用性等方面还没有得到广泛认可，人们对它的接受性尚低，限制了其应用。此时，急切需要寻求一种更有效的方法来预防天花这一可怕的疾病。

爱德华·詹纳是一位英国乡村医生，长期与贫困的村民在一起，深知医学是拯救人们生命的唯一办法，他急切希望找到一种更有效的方法帮助人们防治天花。生活在乡村的詹纳发现，那时候一种被称为牛痘的疾病在农村地区较为常见，但与天花相比，牛痘相对更为温和，最让人奇怪的是，感染过牛痘的农民竟然不再感染天花。发现这一现象后，结合自己的医学知识，詹纳认为，利用牛痘替代人痘，应该可以更好地预防天花。

有了这个想法后，詹纳决心验证自己的推断，即牛痘感染比人痘接种能更好地为人们提供对天花的免疫保护，于是，他投入实践研究中。经过系统而科学的多次实验研究后，他采集了一个患有牛痘的农民的痘液，然后将其注射到一个年幼的男孩的手臂上，取得了较好的防治效果。发现牛痘可以治疗天花后，詹纳并

-258-

没有止步于此。他努力推广牛痘疫苗的使用，帮助控制了天花的传播，挽救了无数的生命。这项研究的成功验证了詹纳的理论，标志着牛痘疫苗的发现，为后来天花疫苗的研制铺平了道路，也对全球疫苗学的发展产生了深远的影响。

[思政元素]

脚踏实地，躬身科研；开拓创新，锐意进取。

[思政切入点]

1. 脚踏实地，躬身科研。詹纳的观察和实验是基于科学的方法探究，他通过仔细观察和系统实验，得出了革命性结论。他的实验目的是拯救人们免受天花之苦。治病救人，解决疾病之困的强大信念驱使詹纳进行研究，最终发现了牛痘疫苗。以此为切入点，引导学生思考脚踏实地、躬身科研的探索精神。

2. 开拓创新，锐意进取。詹纳有对社会的责任感和对农民健康问题的担当。通过生活中的观察，让他意识到牛痘可能可以防治天花，并付出行动开展了系列研究，最终研制出了牛痘疫苗，挽救了民众的生命。以此为切入点，引导学生思考医学的发展需要有开拓创新、锐意进取的精神，更应该有使命担当，以及付诸行动的果敢和坚持。

医学课程思政百例

案例 99　科技赋能医疗发展

[课程名称]　医学微生物学

[案例叙述]

2023 年 7 月 13 日，联合国艾滋病规划署在日内瓦发布《2023 全球艾滋病防治进展报告——终结艾滋病之路》，报告显示，全球目前有 3900 万艾滋病病毒感染者，其中 2980 万正在接受抗反转录病毒治疗，2022 年有 130 万艾滋病病毒新发感染，63 万人死于艾滋病相关疾病。艾滋病，又称获得性免疫缺陷综合征（AIDS），是由感染人类免疫缺陷病毒 (HIV) 引起的。在我国，截至 2022 年底，全国报告存活 HIV/AIDS 122.3 万例，其中 HIV 感染者 68.9 万例，AIDS 患者 53.4 万例。2022 年新报告 HIV/AIDS 10.7 万例。

HIV 以 CD_4^+ T 淋巴细胞作为最主要的攻击目标，从而极大地破坏人体免疫系统，导致各种机会感染。感染 HIV 后接受抗反转录病毒治疗（ART，俗称"鸡尾酒疗法"）可有效抑制病毒复制，但无法清除已经存在的病毒。如果停止服用，病毒依旧会卷土重来。长期服用抗反转录病毒药物具有成本高昂、药物毒副作用及停药后病毒反弹等一系列问题，因此，如何彻底攻克艾滋病，一直是全世界致力解决的难题。

2007 年，一名被称为"柏林病人"的患者成为全世界关注的焦点。这名患者同时患有白血病和艾滋病，这在医学界看来已

-260-

经是即将踏入坟墓的人。然而令人惊奇的是，在德国柏林接受白血病骨髓移植治疗后，他的艾滋病居然被神奇地"治好"了。这一事件震惊了整个医学界，医生们从他的身上看到了医学界的奇迹——终结艾滋病。无独有偶，2019年，一名"伦敦病人"可能成为全球第二位被成功治愈艾滋病的患者。与"柏林病人"一样，这名患者也接受了含有CCR5（细胞膜蛋白）蛋白质基因突变的骨髓移植，在停用抗艾滋病药物16个月后未在患者体内检测发现艾滋病病毒。该研究成果获得了广泛关注，相关的结果发表在著名的学术期刊《自然》。

2019年，《新英格兰医学杂志》发表了来自北京大学生命科学学院邓宏魁教授、解放军总医院第五医学中心陈虎教授和首都医科大学附属佑安医院吴昊教授等团队合作的研究成果，他们利用基因编辑手段在人体造血干细胞中失活CCR5基因，并将编辑后的干细胞移植到HIV感染合并急性淋巴细胞白血病患者体内，产生了治疗效果。使用CRISPR（规律间隔成簇短回文重复序列）技术编辑造血干细胞中的CCR5后进行移植规避了伦理学和安全问题，该方法有望实现更多的"柏林病人"和"伦敦病人"，帮助更多的艾滋病患者。艾滋病治疗探索的脚步，我们从未停下。

［思政元素］

大医精诚，开拓创新。

［思政切入点］

大医精诚，开拓创新。自首例艾滋病病例报告以来，人类和艾滋病的抗争已持续40余年。时至今日，HIV防治面临多重

医学课程思政百例

挑战，目前尚无可以根治艾滋病的药物，艾滋病仍是一项重要的全球公共卫生问题。科学研究对于临床医学发展的促进作用是不容置疑的，医学生在学习临床知识的同时，要开拓创新，锐意进取，积极进行医学科技创新，推动临床罕见病、疑难重症的诊治。

案例 100 噬菌体：抗生素耐药时代的新策略

[课程名称] 医学微生物学

[案例叙述]

1896 年，英国细菌学家汉金在印度恒河中观察到了一种有抗菌活性的物质，并发现它控制了霍乱流行。直到 1917 年，法国微生物学家德赫勒才从粪便中独立提取了痢疾杆菌噬菌体，2 年后在人类历史上首次开创噬菌体疗法，治愈了一位感染痢疾的儿童。

2015 年，68 岁的美国心理学教授帕特森在埃及旅游途中感染了鲍曼不动杆菌这种在世卫组织"急需新抗生素的危险病原体"名单中位居榜首的细菌，几乎对所有抗生素都有抗药性。2016 年，在帕特森教授的妻子、传染病学家史蒂芬妮·斯特拉斯迪的强烈要求下，美国食品药品监督管理局（FDA）为噬菌体疗法这种未经临床试验的疗法开了绿灯。帕特森之前由于感染超级耐药菌出现器官衰竭，却在批准注入噬菌体 3 周后重获新生。

中国在 20 世纪 50 年代就有用噬菌体治愈超级细菌感染者的例子。1958 年，我国第一位细菌学博士余教授，用能够捕食绿脓杆菌的噬菌体成功治愈了一位被钢水烫伤后，因铜绿而感染的工人。当时，绿脓杆菌感染引发了败血症，在使用新研制的多黏菌素抗生素后，患者体内的绿脓杆菌对多黏菌素产生了耐药性。在使用绿脓杆菌噬菌体后，患者避免了腿被截肢。这个案例甚至被拍成了电影《春满人间》。2018年1月，上海噬菌体研究所接诊了他们的首例患者——一位超级细菌感染者。他在2014年因全尿路感染滋生了多重耐药的肺炎克雷伯菌，4年间辗转全国求医，长期住院输液，使用的抗生素强度和价格一升再升，细菌不但未被杀灭，耐药性反而再次增强。患者来到上海后，经过四个疗程的噬菌体治疗，顽固感染被最终清除。近年来，上海噬菌体研究所救治了近100位来自全国各地的病患。他们大部分都被超级细菌感染、抗生素治疗无效、长期住院甚至危及生命，又在接受噬菌体疗法后回归正常生活。2022年5月3日，《自然·通讯》发文称，噬菌体疗法首次成功治愈了龟分枝杆菌感染。10天后，《细胞》发文，经过基因工程改造的噬菌体首次治愈了难治性分枝杆菌肺部感染，患者此前已忍受了6年的病痛。同年8月4日，《细胞》再次发文，证明了口服针对肺炎克雷伯菌的噬菌体可以缓解炎症性肠病。

[思政元素]

开拓创新，锐意进取。

[思政切入点]

开拓创新，锐意进取。近些年来，泛耐药菌和多重耐药菌的检出率不断上升，针对一线抗生素的耐药率逐渐升高。特别是随着超级耐药菌的出现，抗感染治疗面临无药可用的局面。细菌耐药性的快速流行已成为一个亟待解决的全球性卫生问题。作为一名医学生，要勇于跨越、跟踪式创新。利用噬菌体的遗传多样性、丰度和无处不在，运用噬菌体疗法为临床摆脱抗生素的依赖提供重要方向。尽管噬菌体疗法的广泛使用还具有挑战性，但噬菌体疗法非常适合成为对抗细菌耐药的多维策略的一部分，有着非常广阔的应用前景，然而，目前它的临床知晓率并不高。当然，我们也需要认识到，目前仍缺乏设计良好的噬菌体疗法临床对照试验，这也是激励学生未来发展的课题。